Kompendium
der
Intensivmedizin

Mit freundlicher Empfehlung

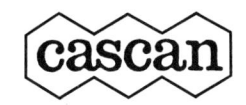

cascan

P. Sefrin
unter Mitarbeit von
D. Blumenberg

Kompendium der Intensivmedizin

Atmung – Kreislauf – Blut

Tabellen und Schemata

W. Zuckschwerdt Verlag München · Bern · Wien · San Francisco

2. unveränderte Auflage

CIP-Titelaufnahme der Deutschen Bibliothek

Sefrin, Peter: Kompendium der Intensivmedizin: Atmung – Kreislauf – Blut; Tab. u. Schemata/P. Sefrin. Unter Mitarb. von D. Blumenberg. – 2., unveränd. Aufl. – München; Bern; Wien; San Francisco: Zuckschwerdt, 1988
ISBN 3-88603-288-4
NE: HST

Geschützte Warennamen (Warenzeichen) werden nicht immer kenntlich gemacht. Aus dem Fehlen eines solchen Hinweises kann nicht geschlossen werden, daß es sich um einen freien Warennamen handelt.

Alle Rechte, insbesondere das Recht der Vervielfältigung und Verbreitung sowie der Übersetzung, vorbehalten. Kein Teil des Werkes darf in irgendeiner Form (durch Fotokopie, Mikrofilm oder ein anderes Verfahren) ohne schriftliche Genehmigung des Verlages reproduziert werden.

© Copyright 1988 by W. Zuckschwerdt Verlag GmbH, Kronwinkler Straße 24, D-8000 München 60.
Printed in Germany by Stelzl-Druck München.
ISBN 3-88603-288-4

Inhalt

Vorwort XI

Atmung und Beatmung

1. *Normwerte der Atmung und Ventilation* 3
1.1 Gebräuchliche Abkürzungen 3
1.2 Respiratorische und ventilatorische Parameter 4
1.3 Lungenvolumen und Kapazitäten 5
1.4 Sauerstoffdissoziationskurve 6
1.4.1 Sauerstoffdissoziationskurve und ihre Abhängigkeit von P_aCO_2 und Temperatur 6
1.4.2 Umrechnungstabelle Sauerstoffpartialdruck und O_2-Sättigung 6
1.5 Gase 7
1.5.1 Normale Partialdrucke der Gase 7
1.5.2 Normale Gaskonzentrationen 8
1.6 Transpulmonaler Gasaustausch 9
1.7 Zusammenfassung 9

2. *Monitoring der Intensivbehandlung* 13
2.1 Untersuchungsparameter und -aussagen 13
2.1.1 CO_2-Monitoring 14
2.2 Differentialdiagnostische Möglichkeiten bei Lungenfunktionsprüfungen 15
2.2.1 Nachweis von Ventilationsstörungen 15
2.2.2 Nachweis von Gasaustauschstörungen 16
2.2.3 Funktionelle Befunde verschiedener pathophysiologischer Syndrome . . 16
2.2.4 Befunde der Lungenfunktion bei Erkrankung des knöchernen Thorax, der Pleura und der Lunge 17
2.2.5 Befunde der Hämodynamik und Lungenfunktion bei Herz- und Gefäßkrankheiten 17
2.2.6 Klassifizierung von Patienten mit kardiopulmonalen Erkrankungen nach funktionellen Gesichtspunkten 18

2.3	Gasstoffwechselstörungen	19
2.3.1	Klassifizierung und Merkmale hyper- und hypoxämischer Zustände	19
2.3.2	Hypoxämie	20
2.3.3	Hyperkapnie – Klinische Symptome der CO_2-Retention	21
3.	*Beatmung*	25
3.1	Terminologie	25
3.1.1	Nomenklatur für Methoden der Unterstützung der Atmung (Englisch/Deutsch)	25
3.2	Indikationen	26
3.2.1	Mögliche Ursachen für ein akutes Versagen der Atmung und ihr Pathomechanismus	27
3.2.2	Indikationen für die Unterstützung der Atmung	27
3.3	Einstellung des Beatmungsmusters	29
4.	*Intensivpflege akuter Lungenerkrankungen*	36
4.1	Allgemeines	36
4.2	Lungenödem	37
4.3	Lungenembolie	38
4.3.1	Sofortmaßnahmen bei akuter massiver Lungenembolie	40
5.	*Respiratortherapie*	42
5.1	Klassifizierung des Respirators nach verschiedenen vom Gerät her gegebenen Eigenschaften	42
5.2	Beurteilung der Geräte nach ihrer Fähigkeit, sich an verschiedene, von der beatmeten Lunge gegebene Zustände anzupassen	43
5.3	Wahl des Respirators	44
5.3.1	Logistik	45
5.3.2	Meß- und Rechengrößen	47
5.3.3	Beatmungsmodi	48
5.3.4	Standardmonitoring	48
6.	*Entwöhnung*	49
6.1	Kriterien für die Entwöhnung	49
6.2	Entwöhnungsmethoden	50
6.2.1	Komplikationen und Nebenwirkungen	52
6.2.2	Versagen der Entwöhnung	52

Herz- und Kreislauffunktion

1. *Normwerte* 57
1.1 Kardiovaskuläre Drucke 57
1.2 Normwerte für Kinder verschiedenen Alters 57
1.3 Verteilung des Herzzeitvolumens auf die Körperorgane 57
1.4 Determinanten der Herzfunktion 58
1.5 Wichtige Herz-Kreislauf-Parameter 60

2. *Monitoring in der Intensivbehandlung* 62
2.1 EKG und wichtige Veränderungen 62
2.1.1 Beschreibung wichtiger Arrhythmien 62
2.1.2 Schematische Wiedergabe von verschiedenen Reizbildungs- und Reizleitungsstörungen 69
2.1.3 Differentialdiagnose von EKG-Veränderungen 70
2.2 Zentraler Venendruck 72
2.3 Arterielle Blutdruckmessung 75
2.3.1 Arterienpunktion 75
2.3.2 System zur kontinuierlichen Druckmessung 79
2.4 Rechtsherzkatheterisierung mittels Swan-Ganz-Katheter 82
2.4.1 Bestimmung des Herzzeitvolumens 86
2.4.2 Thermodilution – Cardiac-Output-Messung 89
2.4.3 Druckveränderungen im Lungenkreislauf und ihre Aussagefähigkeit ... 94

3. *Elektrotherapie* 98
3.1 Defibrillation und Kardioversion 98
3.2 Passagere Stimulation (Schrittmachertherapie) 99
3.2.1 Nomenklatur und Funktionsprinzipien von Schrittmachern (SM) 100
3.3 Intraaortale Gegen(-ballon)pulsation (I.A.B.P.) 103

4. *Intensivtherapie akuter kardialer Erkrankungen* 105
4.1 Herzinsuffizienz 105
4.1.1 Medikamentöse Behandlung der Herzinsuffizienz 107
4.1.2 Digitalis 107
4.1.3 Katecholamine und Vasodilatantien 110
4.1.4 beta-Rezeptorenblocker 114
4.2 Koronare Herzkrankheit (KHK) 118
4.3 Akuter Myokardinfarkt 121

Blut und Blutgerinnung

1.	*Normwerte Hämatologie*	131
1.1	Bewertung der Thrombozytenveränderungen	132
1.1.1	Erkrankungen, die eine Thrombozytopenie verursachen	132
1.1.2	Krankheiten, die eine Thrombozytose verursachen	133
1.2	Bewertung der Veränderungen des Differentialblutbildes	134
1.2.1	Erkrankungen mit einer Leukozytose	134
1.2.2	Erkrankungen mit einer Leukopenie	135
1.2.3	Krankheiten mit einer Vermehrung der eosinophilen Granulozyten	136
1.2.4	Krankheiten und Zustände mit einer Vermehrung der basophilen Granulozyten	136
1.2.5	Erkrankungen mit einer Monozytose	136
1.2.6	Erkrankungen mit einer Lymphozytose	137
1.2.7	Erkrankungen mit einer Lymphopenie	137
2.	*Enzymdiagnostik*	138
2.1	Alkalische Phosphatase (AP)	138
2.1.1	Erkrankungen mit Erhöhung der Serum-AP	138
2.1.2	Erkrankungen mit Erniedrigung der Serum-AP	140
2.2	α-Amylase	141
2.2.1	Abdominelle Erkrankungen mit Erhöhung der α-Amylase	141
2.3	Cholinesterasen (CHE)	142
2.3.1	Erkrankungen mit erniedrigten CHE-Werten	143
2.3.2	Erkrankungen mit gelegentlicher Verminderung der CHE-Werte	144
2.3.3	Erkrankungen mit Erhöhung der CHE-Werte	144
2.4	Gesamt-Kreatin-Kinase	145
2.4.1	CK bei Skelettmuskelerkrankungen	145
2.4.2	CK bei anderen Erkrankungen	145
2.5	Kreatinin-Kinase MB (CK-MB)	146
2.6	Gamma-Glutamyl-Transferase (γ-GT)	147
2.6.1	Erkrankungen mit Erhöhung der γ-GT	147
2.6.2	Extrahepatische Erkrankungen mit Erhöhung der γ-GT	148
2.7	Glutamat-Dehydrogenase (GLDH)	149
2.7.1	Erkrankungen mit Erhöhung der GLDH	149
2.8	Glutamat-Oxalazetat-Transaminase (GOT)	150
2.8.1	Erkrankungen mit Erhöhung der GOT	150
2.9	Glutamat-Pyruvat-Transaminase (GPT)	151
2.9.1	Erkrankungen mit Erhöhung der GPT	151
2.10	Laktat-Dehydrogenase (LDH), 2-Hydroxybutyrat-Dehydrogenase (HBDH)	152

2.10.1	Erkrankungen mit Erhöhung der LDH	153
2.11	Lipase	154
2.11.1	Erkrankungen mit Erhöhung der Lipase	154
2.11.2	Bestimmung der Serumlipase zum Ausschluß einer Pankreatitis	155
2.12	Saure Phosphatase (SP)	156
2.12.1	Erkrankungen mit Erhöhung der Gesamt-SP und/oder der Prostata-SP	156
3.	*Lipide*	158
3.1	Cholesterinwerte	158
3.2	Triglyzeridwerte	158
3.3	LDL-Cholesterin und Apolipoprotein B	158
3.4	Lipoprotein-Elektrophorese	158
4.	*Plasmaproteine*	159
4.1	Serumeiweiß-Elektrophorese	159
4.2	Plasmaproteine – Normwerte	159
4.3	Immunglobuline	160
4.3.1	Verhalten der Immunglobuline bei Lebererkrankungen	161
4.3.2	Verhalten der Immunglobuline bei Nierenerkrankungen	162
4.3.3	Verhalten der Immunglobuline im Serum bei Plasmozytomen und der Makroglobulinämie Waldenström zum Zeitpunkt der klinischen Diagnose	162
4.3.4	Verhalten der Immunglobuline im Serum bei verschiedenen Krankheiten	163
5.	*Gerinnung*	165
5.1	Normwerte	165
5.2	Veränderungen der Gerinnungsanalysen	165
5.2.1	Ursachen der Veränderungen	165
5.2.2	Veränderungen unter Antikoagulantien- bzw. Fibrinolysetherapie	166
5.3	Schock und Gerinnung	167
5.3.1	Gerinnungsveränderungen im Schock	167
5.3.2	Therapie der Gerinnungsstörungen im Schock	168
6.	*Transfusion*	171
6.1	Indikationen	171
6.2	Blutvolumenersatz	172
	Literatur	174

Vorwort

Die moderne Intensivmedizin hat sich in den letzten Jahrzehnten stürmisch entwikkelt. Ausgehend von den Anfängen in Skandinavien, als 1952 ateminsuffiziente Patienten aufgrund einer Polymyelitis einer künstlichen Beatmung unterzogen werden mußten, wurden Möglichkeiten und Geräte geschaffen, die es heute erlauben, schwerkranken Patienten eine Überlebenschance zu eröffnen. Frühzeitiges und damit rechtzeitiges therapeutisches Eingreifen hat dies ermöglicht. Die Ausweitung operativer Eingriffe beispielsweise macht eine über mehrere Tage, bei Komplikationen über Wochen, sich erstreckende Intensivbehandlung erforderlich.
Dies führte jedoch andererseits zu einem enormen Anwachsen der medikamentösen und technischen Möglichkeiten im Rahmen der Intensivmedizin, mit bedingt durch eine kontinuierliche Weiterentwicklung der industriellen Mögflichkeiten. Besonders dem Anfänger fällt es schwer, einen Überblick über seinen eventuellen neuen Arbeitsbereich zu bekommen, oder sich einzelne Konzepte zu vergegenwärtigen. Die Lawine der neuen Strategien und der medikamentösen Variationen läßt dem Mediziner kaum Zeit, sich mit den Einzelheiten dieses Teilbereiches auseinanderzusetzen.
Voraussetzung für eine wirkungsvolle Intensivmedizin ist ein lückenloses Monitoring. Die richtige Beurteilung der erhaltenen Parameter erlaubt es, die Therapie individuell zu führen. Aus diesem Grunde ist es erforderlich, diese Parameter nicht nur zu erheben um ihrer selbst Willen, sondern auch ihre Aussagekraft im Hinblick auf den Verlauf beurteilen zu können. Aus diesem Grunde sollen Tabellen, Übersichten und Graphiken dazu beitragen, in kurzer Zeit eine Deutung der Parameter im Einzelfalle zu ermöglichen. Nur so kann ein temporärer Ersatz gestörter oder ausgefallener Vitalfunktionen unter gleichzeitiger Behandlung des die Störung verursachenden Grundleidens garantiert werden. Es wurde bewußt eine Beschränkung auf Atmung und Kreislauf zugrunde gelegt, um nicht den Rahmen eines Taschenbuches zu sprengen. Selbstverständlich werden weitere Parameter und Funktionen in die Intensivtherapie mit einfließen müssen.
Bei der Struktur des Patientengutes kann heute ganz allgemein trotz zunehmender Subspezialisierung von einer vielfach vorhandenen Multimorbidität ausgegangen werden. Um die Vielzahl von Befunden den einzelnen Erkrankungen zuordnen zu können, sollen in diesem Kompendium dann auch eher Daten im Sinne einer allgemeinen Intensivmedizin vermittelt werden als auf fachspezifische Belange einzuge-

hen. Ohne entsprechende Geräte für Diagnostik, Überwachung und Therapie ist dies heute nicht mehr denkbar, weshalb auch die Geräte, ohne den Anspruch auf Vollständigkeit zu erheben, dargestellt werden müssen.

Das vorliegende Büchlein kann ein Lehrbuch nicht ersetzen, sondern setzt die darin vermittelten Grundkenntnisse voraus. Es soll vielmehr in der täglichen Praxis eine Unterstützung sein, wenn es gilt, Daten zu ermitteln oder in ihrer Aussage zu interpretieren. Bei dem Einsatz von Medikamenten sollen Dosierungen durch nachvollziehbare Tabellen erleichtert werden. Die Indikation bestimmter therapeutischer Maßnahmen soll durch orientierende Kriterien vereinfacht werden. Dabei kann in keinem Falle durch die isolierte Heranziehung von Daten eine Entscheidung des Therapeuten im Einzelfall ersetzt werden. Trotz aller Schemata und Maschinen bleiben der Patient und der Versuch seiner Heilung im Mittelpunkt aller Bemühungen.

Dank gilt dem W. Zuckschwerdt Verlag, München, insbesondere Frau Braz und Herrn Zuckschwerdt selbst, für die Gestaltung des Buches und für die Geduld bei den vielfachen Änderungen. Ohne dieses Entgegenkommen wäre eine Abfassung nicht möglich gewesen.

Würzburg, im Oktober 1985 *Professor Dr. P. Sefrin*
Dr. D. Blumenberg

Atmung und Beatmung

1. Normwerte der Atmung und Ventilation

Um Störungen der Atmung richtig einordnen zu können und eine daraus resultierende Therapie festzulegen, ist es primär erforderlich, die Normwerte der Atmung und Ventilation zu kennen. In der Literatur werden die Normwerte mittels Abkürzungen und Symbolen vermittelt.

1.1 Gebräuchliche Abkürzungen

Aus praktischen Gründen werden in der Intensivmedizin viele Kurzsymbole verwandt. Es gibt *Hauptsymbole* und *Hinweissymbole*. Die Hauptsymbole werden in Großbuchstaben geschrieben, Hinweissymbole gibt es sowohl als Großbuchstaben als auch in Kleinschreibung. Sie werden lithographisch unter die jeweilige Zeile gesetzt, d.h. an den Fuß eines Hauptsymbols.

Hauptsymbole

- C Konzentration eines Gases in der Blutphase. Auch Hauptsymbol der Compliance
- D Diffusionskapazität (auch: DF)
- F Konzentrationsanteil in der trockenen Gasphase
- P Gasdruck, z.B. Partialdruck
- Q Fließendes Blutvolumen (Blutperfusionsvolumen)
- R Respiratorisches Austauschverhältnis
- S Sättigung des Hämoglobins mit Sauerstoff oder Kohlendioxid
- V Gasvolumen

Hinweissymbole

- A Alveolar (Gasphase)
- a Arteriell (Blutphase)
- B Atmosphärischer Druck
- c Pulmonalkapillar (Blutphase)
- D Totraum (Gasphase)
- E Exspiratorisch (Gasphase)
- I Inspiratorisch (Gasphase)
- T Atemzuggas (Gasphase)
- v Venös (Blutphase)

Ein Querstrich über einem Symbol bedeutet »mittlerer Wert, Durchschnittswert«, z.B. $\bar{V}$ = mittleres Gasvolumen. Ein Punkt über einem Symbol bedeutet »pro Zeiteinheit«, z.B. $\dot{V}$ = Gasvolumen/Zeiteinheit.

1.2 Respiratorische und ventilatorische Parameter

Die in Klammern gesetzten Abkürzungen stellen die international gebräuchlichen Abkürzungen dar. Alle Parameter variieren nach Alter und Gewicht. Die Zahlenwerte entsprechen den in der klinischen Praxis verwandten Zahlen.

	Erwachsene, 70 kg		Neugeborene, 3 kg	
Lungengewicht	800 g		50 g	
Anzahl der Bronchiolen	14×10^6		$1,5 \times 10^6$	
Anzahl der Alveolen	296×10^6		24×10^6	
Atemarbeit in Ruhe	4,9 J/min			
Max. Atemarbeit	98 J/min			
Lungenkapillar-Blutfluß ($\dot{Q}_C$)	5400 ml/min			
Lungenkapillar-Blutvolumen (Q_C)	60 ml			
Pulmonaler Kapillardruck (P_C)	8 mmHg (1,07 kP_a)			
Atemfrequenz	12–14/min		30–50/min	
Totraum (V_D)	150 ml	2,2 ml/kg	6–8 ml	2–25 ml/kg
Alveoläre Ventilation ($\dot{V}_A$)	4,2 l/min	2–2,5 l/min/m²	300–400 ml/min	
Atemzugvolumen (V_T)	400–600 ml	7–10 ml/kg	16–18 ml	5–6 ml/kg
Atemminutenvolumen (V_E)	5000–6000 ml/min	100 ml/kg	600 ml/min	
Totalkapazität (TLC)	5000–6500 ml		900 ml	
Inspiratorisches Reservevolumen (IRV)	3300–4300 ml			
Exspiratorisches Reservevolumen (ERV)	950–1200 ml			
Funktionelle Residualkapazität (FRC)	2300–2800 ml	35–40 ml/kg	90 ml	30 ml/kg
Residualvolumen (RV)	1200–1700 ml			
Inspiratorische Kapazität (IC)	3600–4300 ml			
Vitalkapazität (VC)	4200–4800 ml	52 ml/kg		
Forciertes exspir. Volumen in 1 sec (FEV_1; Tiffeneau-Wert)	75% der VC	(710–4½ x Alter)		
Max. exspir. Flußrate	400 l/min			
Max. inspir. Flußrate	300 l/min	$35 \times FEV_1$		
Max. ventilatorisches Volumen (MVV)	120 l/min			
CO-Diffusionskapazität (D_{LCO})	17–25 ml CO/min/mmHg		1,5-2,2 CO/min/mmHg	
Aufnahmefraktion von CO	53%			
Gesamt-Compliance von Lunge und Thoraxwand	0,1 l/cmH_2O			
Lungen-Compliance	0,2 l/cmH_2O			
Thoraxwand-Compliance	0,2 l/cmH_2O			
Atemwegsresistenz	1,6 cmH_2O/l/sec		29–34 cm H_2O/l/sec	

1.3 Lungenvolumina und Kapazitäten

Die Angaben in Prozentanteilen beziehen sich auf die totale Lungenkapazität.

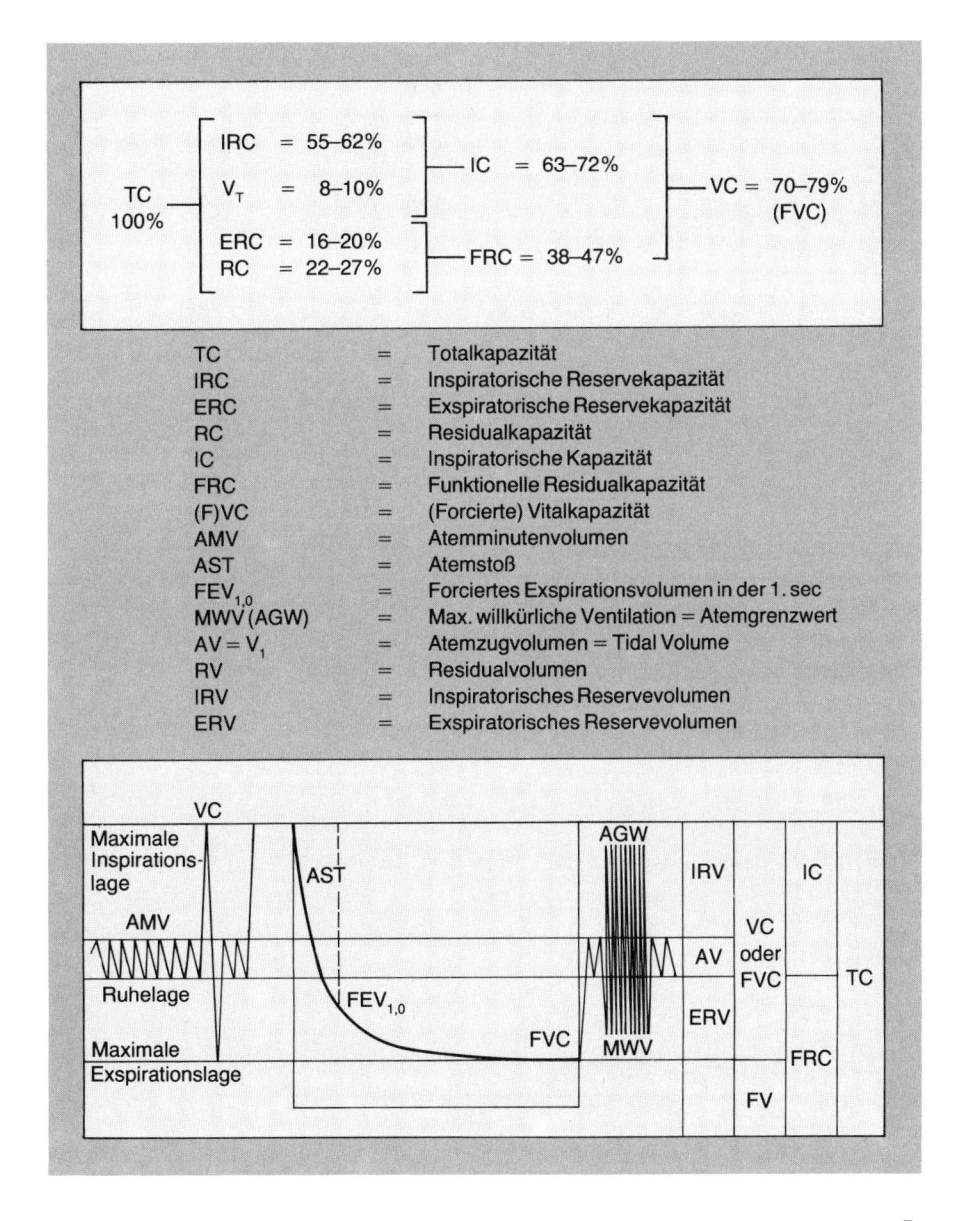

$$\left. TC \atop 100\% \right\} \left[\begin{array}{l} IRC = 55\text{–}62\% \\ V_T = 8\text{–}10\% \\ ERC = 16\text{–}20\% \\ RC = 22\text{–}27\% \end{array} \right] \left. \begin{array}{l} IC = 63\text{–}72\% \\ \\ FRC = 38\text{–}47\% \end{array} \right\} VC = 70\text{–}79\% \text{ (FVC)}$$

TC	=	Totalkapazität
IRC	=	Inspiratorische Reservekapazität
ERC	=	Exspiratorische Reservekapazität
RC	=	Residualkapazität
IC	=	Inspiratorische Kapazität
FRC	=	Funktionelle Residualkapazität
(F)VC	=	(Forcierte) Vitalkapazität
AMV	=	Atemminutenvolumen
AST	=	Atemstoß
$FEV_{1,0}$	=	Forciertes Exspirationsvolumen in der 1. sec
MWV (AGW)	=	Max. willkürliche Ventilation = Atemgrenzwert
$AV = V_t$	=	Atemzugvolumen = Tidal Volume
RV	=	Residualvolumen
IRV	=	Inspiratorisches Reservevolumen
ERV	=	Exspiratorisches Reservevolumen

Vergleich von Lungenfunktionsparametern zwischen Erwachsenen und Neugeborenen

Lungenfunktionsparameter	Erwachsene	Neugeborene
Körpergewicht (kg)	70	3
Körperoberfläche (m²)	1,70	0,21
Alveoläre Oberfläche (m²)	64–75	2,8
Alveoläre Oberfläche (m²/kg)	≈ 1	≈ 1
Alveolardurchmesser (µ)	200–300	50
Atemfrequenz/min	12–14	34–36
V_D/V_T (Totraumquotient)	0,33	0,3
O_2-Verbrauch ($\dot{V}_{O_2}$ ml/min)	250	18
($\dot{V}_{O_2}$ ml/kg/min)	3,5	6–6,7
CO_2-Produktion ($\dot{V}_{CO_2}$, ml/kg/min)	3	6
RQ	0,8	0,8
Ventilationsäquivalent ($\dot{V}_T/\dot{V}_{O_2}$)	22–25	23
$\dot{V}_{O_2}/\dot{V}_A$	0,062	0,067
V_T–V_D/FRC	0,13	0,13
Residualvolumen (RV, ml)	1200–1700	
Inspir. Reservevolumen (IRV, ml)	3600–4300	
Dynamische Lungen-Compliance (C_L, ml/cm H_2O)	170–215	4,75–6,2 (Neugeb.) 0,4–3,4 (Frühgeb.)
$AaDO_2$ bei $FIO_2 = 1,0$	25–65	2–330
$\dot{Q}_S/\dot{Q}_T$ (in % des HZV)	4 (3–8)	9,3 (3–17)

1.4 Sauerstoffdissoziationskurve

1.4.1 Sauerstoffdissoziationskurve und ihre Abhängigkeit von P_aCO_2 und Temperatur

Eine Vielzahl von Faktoren ist in der Lage, die O_2-Dissoziationskurve neben den beispielhaft aufgezeigten Veränderungen des P_aCO_2 und der Temperatur zu beeinflussen, z. B. pH-Verschiebung im Sinne einer Alkalose bedeutet eine Linksverschiebung ebenso wie ein Temperaturabfall.

1.4.2 Umrechnungstabelle Sauerstoffpartialdruck und O_2-Sättigung

O_2-Sättigung	13	35	57	75	83	89	93	95	96	97
P_aO_2	10	20	30	40	50	60	70	80	90	100

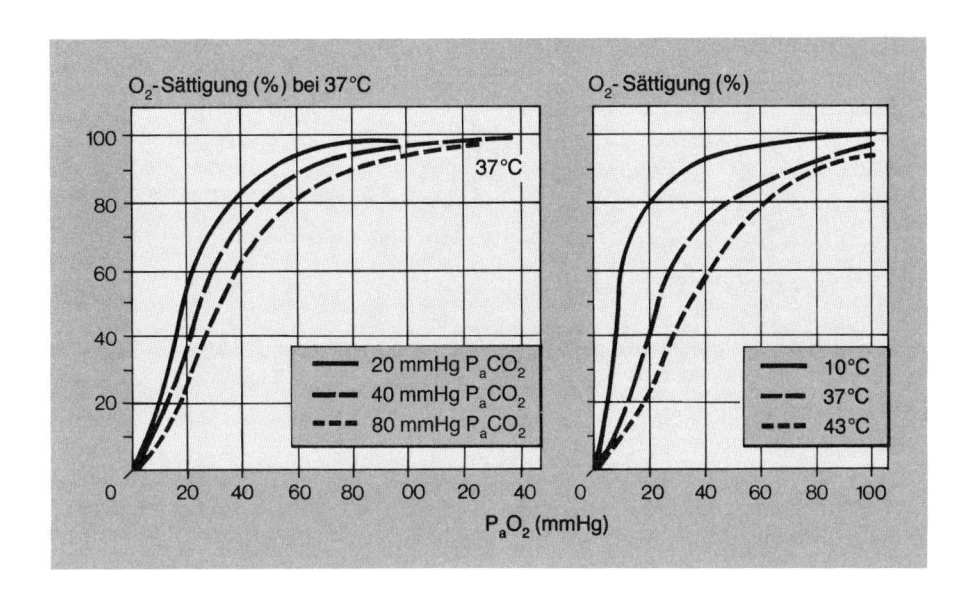

1.5 Gase

1.5.1 Normale Partialdrucke der Gase

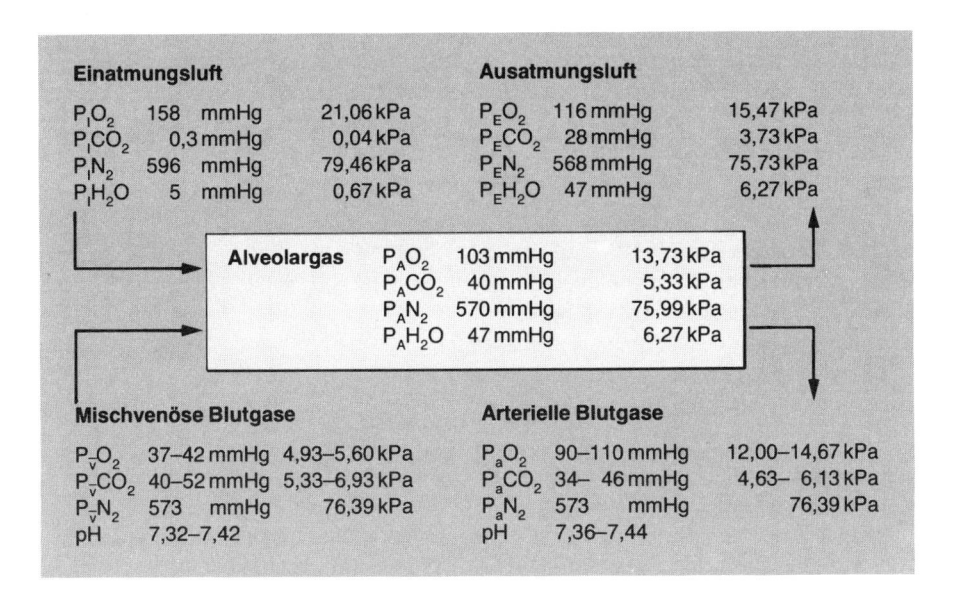

Einatmungsluft

P_IO_2	158 mmHg	21,06 kPa
P_ICO_2	0,3 mmHg	0,04 kPa
P_IN_2	596 mmHg	79,46 kPa
P_IH_2O	5 mmHg	0,67 kPa

Ausatmungsluft

P_EO_2	116 mmHg	15,47 kPa
P_ECO_2	28 mmHg	3,73 kPa
P_EN_2	568 mmHg	75,73 kPa
P_EH_2O	47 mmHg	6,27 kPa

Alveolargas

P_AO_2	103 mmHg	13,73 kPa
P_ACO_2	40 mmHg	5,33 kPa
P_AN_2	570 mmHg	75,99 kPa
P_AH_2O	47 mmHg	6,27 kPa

Mischvenöse Blutgase

$P_{\bar{v}}O_2$	37–42 mmHg	4,93–5,60 kPa
$P_{\bar{v}}CO_2$	40–52 mmHg	5,33–6,93 kPa
$P_{\bar{v}}N_2$	573 mmHg	76,39 kPa
pH	7,32–7,42	

Arterielle Blutgase

P_aO_2	90–110 mmHg	12,00–14,67 kPa
P_aCO_2	34–46 mmHg	4,63–6,13 kPa
P_aN_2	573 mmHg	76,39 kPa
pH	7,36–7,44	

1.5.2 Normale Gaskonzentrationen

Inspiratorisch		Mischvenös		Arteriell	
C_iO_2	20,93 Vol%	$C_{\bar{v}}O_2$	15 Vol%	C_aO_2	21 Vol%
C_iCO_2	0,03 Vol%	$C_{\bar{v}}CO_2$	52 Vol%	C_aCO_2	48 Vol%

1.6 Transpulmonaler Gasaustausch

Zur Beurteilung des transpulmonalen O_2-Transportes sind folgende Größen geeignet:

a) Oxygenierungsindex (anstelle von $AaDO_2$)
Oxygenierungsindex = P_aO_2 *(mmHg)* : FIO_2 *(%)*
Wenn auch der Oxygenierungsindex eine grobe und schnelle Orientierung erlaubt, so kann er jedoch nicht die Messung des $AaDO_2$ und Berechnungen des intrapulmonalen Shunt-Volumens ersetzen.

b) Alveoloarterielle-Differenz ($AaDO_2$)
$AaDO_2 = PAO_2 - P_aO_2$ *(mmHg)*, wobei $PAO_2 = P_iO_2 - (P_aCO_2 + P_{H_2O})$ bei $FIO_2 = 1$
Normalwert: 5–20 mmHg bei Raumluftatmung – (FIO_2 0,21), 10–65 mmHg bei 100%iger O_2-Atmung (10 Minuten) – (FIO_2 1,0).
Wenn bei Einatmung von 100 % O_2 eine alveoloarterielle Differenz von 120–300 mmHg besteht, benötigt der Patient die Zufuhr von 40 % O_2 über Maske, um den normalen arteriellen P_aO_2 aufrechtzuerhalten. Wenn die $AaDO_2$ bei reiner Sauerstoffbeatmung 350 mmHg oder mehr beträgt, hat der Patient wahrscheinlich ein so großes Shunt-Volumen, daß dies nicht mehr ohne künstliche Beatmung korrigiert werden kann.
Wenn alternativ bei einem Patienten, der 50 % reinen Sauerstoff atmet, die $AaDO_2$ 250 mmHg beträgt, ist ebenfalls die künstliche Beatmung notwendig.

c) Ursachen der erhöhten $AaDO_2$ (Differentialdiagnose)
- Erschwerte Diffusion (alveolokapillar), vor allem bei FIO_2 von 0,21
- Anstieg des intrapulmonalen Shunts
- Vorhandensein eines intrakardialen Shunts
- Abnormaler $\dot{V}/\dot{Q}$-Index (V_D/V_T?)
- Abnahme des $P_{\bar{v}}O_2$ bzw. Abnahme der $S_{\bar{v}}O_2$:
  – HZV ↓
  – O_2-Verbrauch ↑ ($C_{a-\bar{v}}O_2$↑) und
  – hochgradige Anämie (Hb, Hk)
- Links-Rechts-Verschiebung der O_2-Dissoziationskurve (Bestimmung der Verschiebung der O_2-Dissoziationskurve bei P_aO_2 50 mmHg!) durch:

- P_aCO_2 ↑ ↓
- Temperatur ↑ ↓
- pH ↑ ↓
- 2,3 DPG ↑ ↓
- Hohe FIO_2 (führt zu ↓ von FRC durch Alveolenkollaps)

d) Berechnung der prozentualen venösen Beimischung (sog. Shunt-Gleichung)

$$\frac{\dot{Q}_S}{\dot{Q}_T} = \frac{C_cO_2 - C_aO_2}{C_cO_2 - C_{\bar{v}}O_2} = 5\,\% \text{ des Herzminutenvolumens}$$

$\dot{Q}_T$ Gesamtblutfluß durch die Lunge; $\dot{Q}_S$ = Shunt-Blutfluß
C_cO_2 berechnet man mit der Alveolargasgleichung. Man setzt $C_cO_2 = C_AO_2$.
C_aO_2 Man bestimmt die arteriellen und gemischtvenösen Blutgase
$C_{\bar{v}}O_2$ und rechnet sie in Gehaltsprozentwerte um.

e) PO_2-Reduktion im Alter
Je älter ein Patient ist, desto niedriger ist der Normalwert für den P_aO_2. Die folgende Formel liefert den Sollwert für den P_aO_2 in der prä- und postoperativen Phase.

Präoperativ gesunder Patient = $104 - \frac{\text{Alter}}{4}$ mmHg

Postoperativ, 24–36 Stunden = $94 - \frac{\text{Alter}}{2}$ mmHg

f) Respiratorischer Quotient
Sauerstoffverbrauch =   200–250 ml/min
Kohlendioxidproduktion =   150–200 ml/min

Respiratorischer Quotient = $\frac{CO_2\text{-Produktion}}{O_2\text{-Verbrauch}}$ = 0,8 bei normaler Ernährung

1.7 Zusammenfassung

Abkürzungen und Symbole in der Pulmonologie (alphabetisch geordnet)

	Symbole/Definitionen	Normalwerte/Maßeinheiten
a	arteriell	
A	alveolär	
AF	Atemfrequenz	
$AaDO_2^{1,0}$	alveoloarterielle O_2-Differenz	25–65 mmHg (bei FIO_2:1,0)
$AaDO_2^{0,21}$	alveoloarterielle O_2-Differenz	5–20 mmHg (bei FIO_2:0,21)
AGW	Atemgrenzwert	125–170 l/min

Fortsetzung nächste Seite

Fortsetzung

	Symbole/Definitionen	Normalwerte/Maßeinheiten
AMV	Atemminutenvolumen ($V_T \times f$)	ca. 6 l/min ($\sim$ 100 ml/kg KG)
ARDS	Adult respiratory distress syndrome	
ASt	Atemstoßtest (Tiffeneau-Test, FEV_1)	> 75 % der VK l/sec
ATPS	Ambient temperature & pressure, saturated	22 °C/760 mmHg
AZQ	Atemzeitquotient (Inspirium:Exspirium)	1:2 (4:1–1:3)
B	atmosphärischer Druck	760 mmHg (torr)
BTPS	Body temperature & pressure saturated (100 %ige Sättigung mit Wasserdampf bei 37° C!)	
C	Compliance	l/cm H_2O oder ml/cm H_2O
c	kapillar	
c'	endkapillar	
C_L	Lungen-Compliance (dynamische)	170–215 ml/cm H_2O
C_{tot}	Compliance$_{tot.}$ (Thorax + Lunge)	100 ml/cm H_2O
C_aO_2	arterieller O_2-Gehalt (»content«)	19 ± 1 ml/100 ml Blut
$C(a-\bar{v}DO_2)$	$a-\bar{v}DO_2$ ($a-\bar{v}O_2$-Gehaltdifferenz)	5 ml/100 ml Blut
$C_{\bar{v}}O_2$	gemischtvenöser O_2-Gehalt (A. pulm.)	15 ml/100 ml Blut
CNPV	Continous negative pressure ventilation	
CO_2	Kohlendioxid	
CPAP	Continous positive airway pressure	
CPPV	Continous positive pressure ventilation	
CV	»Verschlußvolumen«, »closing volume«	< FRC
D	Totraum	ml
D_L	Diffusionskapazität, »transfer factor«	ml/min/mmHg
$D_{L_{CO}}$	Diffusionskapazität für Kohlenmonoxid	17–25 ml CO/min/mmHg
$D_{L_{O2}}$	Diffusionskapazität für O_2	> 15 ml O_2/min/mmHg
E, e	exspiratorisch	
$\bar{E}$	endexspiratorisch	
ERV	exspiratorisches Reservevolumen	1,2 l
f	Frequenz	
FEV_1	ASt, Sekundenkapazität	> 75 % der VK in l/sec
FIO_2	O_2-Konzentration im Inspirationsgasgemisch	0,21 (Luft)
$F_{\bar{E}}CO_2$	endexspiratorische CO_2-Konzentration	3,7 Vol%
FRC	funktionelle Residualkapazität	2,3–2,8 l
HFPPV	High frequency positive pressure ventilation	
I	inspiratorisch	
IDV	Intermittent demand ventilation	

Fortsetzung nächste Seite

Fortsetzung

	Symbole/Definitionen	Normalwerte/Maßeinheiten
IG	intrathorakales Gasvolumen	2,4 l
IMV	Intermittent mandatory ventilation	
IPPV	Intermittent positive pressure ventilation	
IPNP	Intermittent positive negative pressure ventilation	
IRDS	Infant respiratory distress syndrome	
IRV	inspiratorisches Reservevolumen	3,3–4,3 l
MMEAS	Max. mittelexspiratorische Atemstromstärke	l/sec
MWV	maximale willkürliche Ventilation (AGW)	125–170 l/min
MZ	Fremdgas-Mischzeit	sec
P_c	kapillarer Druck	mmHg
PAP	Pulmonalarteriendruck	25/10 mmHg (Mittel-PAP: 13–15 mmHg)
PC	Pulmonalkapillardruck = PCWP	5–12 mmHg
$\bar{P}$	mittlerer Druck (Blutdruck, Gas)	
PCWP	Pulmonalkapillardruck (»wedge pressure«)	5–12 mmHg
PEEP	Positive endexpiratory pressure	cmH$_2$O
P_{el}	endinspiratorischer Druck (Plateaudruck)	cmH$_2$O
PEFR	max. exspiratorischer Flow (ATPS)	400 l/min
PIFR	max. inspiratorischer Flow (ATPS)	300 l/min
P_I	Partialdruck eines Gases im Inspirationsgasgemisch	mmHg
P_B	Barometerdruck	mmHg (torr)
$P_{res.}$	max. inspiratorischer Druck	cmH$_2$O
PtcO$_2$	transkutaner O$_2$-Partialdruck	mmHg
PVR	pulm. Gefäßwiderstand	150–250 dyn. sec cm^{-5}
$P_aO_2^{0,21}$	arterieller O$_2$-Partialdruck bei FIO$_2$ = 0,21	90–100 mmHg
$P_aO_2^{1,0}$	arterieller O$_2$-Partialdruck bei FIO$_2$ = 1,0	500–640 mmHg
PAO$_2$	alveolärer O$_2$-Partialdruck	104 mmHg
P_aCO_2	arterieller CO$_2$-Partialdruck	35–45 mmHg
$P_{\bar{v}}O_2$	gemischtvenöser O$_2$-Druck	37–42 mmHg
pH	neg. dekadische Logarithmus zur Basis 10 der mol. H$^+$-Ionenkonzentration	7,36–7,44
$\dot{Q}$	Flow, Durchblutung	l/min
$\dot{Q}_s/\dot{Q}_T$	Shunt-Volumen (intra- oder extrakardial)	3–8 % des HZV
RQ	Respiratorischer Quotient ($\dot{V}_{CO_2}/\dot{V}_{O_2}$)	0,8
R_{aw}	Atemwegswiderstand, -resistenz	1,6 cmH$_2$O/l/sec
RV	Residualvolumen	1,2–1,7 l

Fortsetzung nächste Seite

Fortsetzung

	Symbole/Definitionen	Normalwerte/Maßeinheiten
S_aO_2 $S_{\bar{v}}O_2$ STPD	arterielle O_2-Sättigung gemischtvenöse O_2-Sättigung Standard temperature & pressure, dry (0° C, 760 torr)	97 % > 60 %
T TK	Temperatur Totalkapazität	° C 5,0–6,5 l
V $\dot{V}_E$ $\dot{V}_A$ V_T V_D/V_T $V_{Danat.}$ $V_{Dphys.}$ VK $\dot{V}_{O_2}$ $\dot{V}_{CO_2}$ $\dot{V}/\dot{Q}$ v $\bar{v}$ $\dot{V}_T/\dot{V}_{O_2}$	Volumen Atemminutenvolumen alveoläre Ventilation Atemzugvolumen, »tidal volume« Totraum/Atemzugvolumen anatomischer Totraum physiologischer Totraum Vitalkapazität O_2-Verbrauch CO_2-Abgabe Ventilations-Perfusions-Verhältnis venös gemischtvenös Ventilationsäquivalent	Minim.: 90 ml/kg KG/min 4,2 l/min 400–600 ml < 0,33 2,2 ml/kg KG > 2 ml/kg KG 4,2–4,8 l 140 ml/min/m² KOF 200 ml/min 0,8 l/min 22–25
ZEEP	Zero-endexpiratory pressure = 0	cmH_2O

2. Monitoring der Intensivbehandlung

Eine Besonderheit gegenüber der Pflege und Versorgung des Patienten auf Normalstation liegt im Bereich der Intensivbehandlung darin, daß der Patient kontinuierlich und exakter, vor allem aber auch umfassender überwacht wird als dies sonst möglich ist. Voraussetzung eines effektiven Monitorings ist, daß die klinische Beobachtung durch Messungen, gleich welcher Art, ergänzt wird. Die klinische Beobachtung erstreckt sich auf systemische und zeitlich festgelegte Untersuchungen sowie auf aktuelle Untersuchungen aufgrund besonderer Daten und Situationen. Monitoring bedeutet letztlich die kontinuierliche Überwachung biologischer Funktionsabläufe mittels elektronischer Geräte. Die Beurteilung eines Meßwertes oder einer Folge von Meßwerten soll dann eine Umsetzung in therapeutische Entscheidungen erfahren.
Anforderungen an das Monitoring sind:

- kontinuierliche Aufzeichnung der zu überwachenden Funktionen = fortlaufende Anzeige
- sofortiges Erkennen kritischer Abweichungen der aufgezeigten biologischen Funktionen = Grenzwertalarmierung
- frühzeitiges Erkennen bedrohlicher Abweichungen der überwachten Größen = Trendalarmierung (noch weitgehend im experimentellen Stadium)

Die fortgeschrittenste Form der automatischen Datenspeicherung und Datenwiedergabe stellen elektronische Datenverarbeitungsanlagen (EDV-Systeme) dar. On-line und Off-line erfaßte Daten werden in Rechenanlagen gespeichert und programmierbar auf Monitoren oder auf Registrierpapieren wiedergegeben.

2.1 Untersuchungsparameter und -aussagen

Meßobjekte	Meßmethodik	Angezeigte und abgeleitete Größen
Atmung und Beatmung		
Atemmechanik	Thermistorsonden/ Atemluftstrom, Thoraximpedanz	Atemkurve, Atemfrequenz, Apnoedauer
Atemvolumina	Spirometrie	Atemzugvolumen, Atemminutenvolumen

Fortsetzung nächste Seite

Fortsetzung

Meßobjekte	Meßmethodik	Angezeigte und abgeleitete Größen
Atemwegsdrucke	Druckrezeptoren, Membranmanometer oder Potentiometer	Endinspiratorischer und endexspiratorischer Druck
Blutgase intravasal	Katheterelektrode, Polarographie	PO_2
	Katheterelektrode, Severinghaus-Prinzip	PCO_2
	Diffusionsmembrankatheter, Massenspektrometrie	PO_2, PCO_2
	Fiberoptikkatheter, Reflexionsoxymetrie	SO_2
transkutan	Geheizte Hautelektrode, Polarographie	PO_2, PCO_2
	Ohrklipp, Oxymetrie	SO_2
Atemluftgase	Atemgasprobe, Massenspektrometrie Infrarotabsorptions-Kapnometer	PO_{2E}, PCO_{2E}, FO_{2E}, FCO_{2E} PCO_{2E}
Stoffwechsel		
Säure/Basen-Status, Blutzucker	Kontinuierliche Absaugung von Blut, externe Durchflußelektrode, Autoanalyser (Hexokinasemethode)	pH, PCO_2, (HCO_3^-) Glukosekonzentration

2.1.1 CO_2-Monitoring

Der P_aCO_2 ist zur Überwachung der alveolären Ventilation ein entscheidender Parameter. Er wird einerseits durch die CO_2-Produktion und andererseits durch die CO_2-Elimination bestimmt. Durch adäquates Monitoring können pulmonale Störungen, die die alveoläre Ventilation und Oxygenierung beeinträchtigen, und oft Vorläufer einer drohenden klinischen Verschlechterung sind, frühzeitig erfaßt werden. Durch die Kapnographie, die graphische Darstellung der endexspiratorischen CO_2-Konzentration, können alle Möglichkeiten des CO_2-Monitoring optimal genutzt werden.

Hyperventilation und auch Hypoventilation können zu ernsten, zum Teil lebensbedrohlichen Komplikationen führen. Daraus ergibt sich die Notwendigkeit einer genauen Kontrolle der alveolären Ventilation.

Die Effekte der hyperventilationsbedingten Hypokapnie umfassen:

- Respiratorische Alkalose (bei ausgeschlossener CO_2-Rückatmung),
- Verminderung der zerebralen Durchblutung (CBF),
- Verminderung des Herzzeitvolumens,
- Linksverschiebung der Hämoglobin-Dissoziationskurve,
- Verminderung der extrazellulären Kaliumkonzentration,
- Zunahme des systemischen Gefäßwiderstands,
- Verstärkte kardiovaskuläre Reaktion bei betaadrenerger Rezeptorenblockade unter Halothananästhesie.

Bei Hypoventilation resultiert eine Hyperkapnie mit folgenden Auswirkungen:

- Respiratorische Azidose,
- Sympathikusaktivierung mit Freisetzung von Katecholaminen,
- Anstieg von Herzzeitvolumen und arteriellem Blutdruck,
- Provokation von Herzrhythmusstörungen auch bei nicht narkotisierten Patienten,
- Unter Halothananästhesie Tachykardie, arterieller Druckanstieg und Provokation von Arrhythmien,
- Erschwerung einer kontrollierten Hypotension.

2.2 Differentialdiagnostische Möglichkeiten bei Lungenfunktionsprüfungen

2.2.1 Nachweis von Ventilationsstörungen

Belüftungsstörung	
Obstruktiv	*Restriktiv*
Atemwegswiderstand (R_{aw} > 3,5 cm H_2O/l/sec)	Statische Compliance von Lunge bzw. Thorax (C_{st} < 0,15 l/cm H_2O)
1-Sekundenkapazität (FEV_1) – absolute vermindert – relative (% der VK) vermindert	1-Sekundenkapazität (FEV_1) – absolute vermindert – relative (% der VK) normal
Vitalkapazität vermindert	Vitalkapazität vermindert
Intrathorakales Gasvolumen (IG) oder funktionelles Residualvolumen (FRV) meist vermehrt	Intrathorakales Gasvolumen (IG) oder funktionelles Residualvolumen (FRV) meist vermindert
Gasaustauschstörungen können fehlen!	

2.2.2 Nachweis von Gasaustauschstörungen

Globalinsuffizienz (alveoläre Hypoventilation)	Partialinsuffizienz (Verteilungsstörungen; pulmonaler Shunt)	Diffusionsstörung
1. Erniedrigter Sauerstoffpartialdruck $P_aO_2 < 70$ mmHg 2. Erhöhter Kohlensäurepartialdruck $P_aCO_2 > 45$ mmHg 3. Erniedrigter oder normaler pH ($<7,4$) bei chronischen Fällen meistens weitgehend »kompensiert«	1. Erniedrigter Sauerstoffpartialdruck $P_aO_2 < 70$ mmHg 2. Normaler oder erniedrigter Kohlensäurepartialdruck $P_aCO_2 \leq 40$ mmHg Pulmonaler Shunt erhöht: 1. Keine oder unzureichende Normalisierung des P_aO_2 nach O_2-Gabe 2. Belastungsabhängiger Abfall des P_aO_2	1. Erniedrigter Sauerstoffpartialdruck $P_aO_2 < 70$ mmHg 2. Erniedrigter oder normaler Kohlensäurepartialdruck $P_aCO_2 \leq 40$ mmHg 3. Normalisierung des P_aO_2 bei Atmung von 40–60% O_2 4. Starker belastungsabhängiger Abfall des P_aO_2

Gasaustauschstörungen gehen meist mit atemmechanischen Störungen einher.
Ausnahme: zentrale Atemstörungen!

2.2.3 Funktionelle Befunde verschiedener pathophysiologischer Syndrome

Tendenz	Bronchialobstruktion	Lungenrestriktion		Gefäßobstruktion	Herzzeitvolumen reduziert	Venöse Stauung im Lungenkreislauf
	Alveoläre Hypoventilation	Diffusionsstörung		Alveoläre Hyperventilation	Alveoläre Hyperventilation	Erhöhte Atemwiderstände
		Oberfläche	Membran			
Totalkapazität	Ø	−	−	−	Ø	−
Vitalkapazität	− −	− −	− −	−	Ø	(−)
Sekundenkapazität	− −	Ø	Ø	(−)	Ø	(−)
Atemgrenzwert	− −	−	− −	−	Ø	(−)
Compliance	− −	− −	− −	−	Ø	−
Resistance	+ +	+	+	(+)	Ø	+
V_D/V_T	+	+ +	+ +	+ +	+	Ø
P_aO_2, O_2-Sättigung	− −	− −	− −	−	Ø	(−)
P_aCO_2	+ +	−	−	−	− −	Ø
Lungengefäßwiderstand (PVR)	+	Ø	+	+ +	(+)	+

Ø = keine typische Änderung; + +, − − = deutlich erhöht bzw. vermindert; +, − = in der Regel leicht erhöht bzw. vermindert; (+), (−) = fakultativ leicht erhöht bzw. vermindert.

2.2.4 Befunde der Lungenfunktion bei Erkrankung des knöchernen Thorax, der Pleura und der Lunge

	Totalkapazität	Vitalkapazität	Sekundenkapazität	Atemgrenzwert	Compliance	O_2-Sättigung	P_aCO_2
Kyphoskoliose, Thorakoplastik	– –	– –	Ø	– –	–	(–)	(+)
Pleuraverschwartung, Zwerchfellähmung	– –	– –	Ø	– –	–	(–)	(+)
Asthma bronchiale, Asthmoide Bronchitis, Obstruktives Emphysem	(+)	– –	– –	– –	–	– –	+ +
Diffuse Fibrosen mit geringer Restriktion	–	–	Ø	–	– –	Ø	Ø
Diffuse Fibrosen mit Restriktion	– –	– –	Ø	– –	– –	– –	–
Langsam progrediente Pneumokoniosen	–	–	–	– –	–	(–)	Ø
Lungenresektionen	–	–	Ø	–	–	(–)	Ø

Ø = unverändert; + +, – – deutlich erhöht bzw. vermindert; +, – in der Regel leicht erhöht bzw. vermindert; (+), (–) fakultativ leicht erhöht bzw. vermindert oder entsprechende Tendenz.

2.2.5 Befunde der Hämodynamik und Lungenfunktion bei Herz- und Gefäßkrankheiten

	Herzzeitvolumen für den Systemkreislauf eingeschränkt	Rechts-Links-Shunt	Lungendurchblutung gesteigert	Stauung im Lungenkreislauf	Stauung im Körperkreislauf	Ventilation/Perfusion gestört
Pulmonalstenose	+ +	–	–	–	(+)	–
Vorhofseptumdefekt, Ventrikelseptumdefekt, Ductus arteriosus	(+)	(+)	+ +	–	(+)	(+)

Fortsetzung nächste Seite

Fortsetzung

	Herzzeitvolumen für den Systemkreislauf eingeschränkt	Rechts-Links-Shunt	Lungendurchblutung gesteigert	Stauung im Lungenkreislauf	Stauung im Körperkreislauf	Ventilation/Perfusion gestört
Tri- und Tetralogie von Fallot, Morbus Eisenmenger	+	++	–	–	(+)	(+)
Cor pulmonale bei						
– Emphysem	(+)	(+)	–	–	(+)	+
– Fibrosen	+	+	–	–	(+)	++
– Gefäßobstruktion	++	+	–	–	(+)	++
Mitralvitien	++	–	–	++	(+)	–
Aortenvitien	++	–	–	++	++	+
»Cor bovinum« und Panzerherz	++	(+)	–	+	+	(+)
Kardiogener Schock	++	–	–	++	++	+
Hauptsymptome der Atmung	Hyperventilation	Hypoxämie	keine	Lungendehnbarkeit und -volumina reduziert	keine	Totraumhyperventilation

2.2.6 Klassifizierung von Patienten mit kardiopulmonalen Erkrankungen nach funktionellen Gesichtspunkten

Normale kardiopulmonale Reserve

Mäßiggradige Einschränkung der kardiopulmonalen Reserve
- VK oder FEV_1 oder beide $\approx$ 50 % des Sollwertes
- P_aCO_2 normal
- $P_aO_2 > 70$ mmHg
- $\dot{Q}_s/\dot{Q}_t < 10$ % des HZV

Hochgradige Einschränkung der kardiopulmonalen Reserve
- VK oder FEV_1 25–50 % des Sollwertes[1]
- P_aCO_2 normal
- $P_aO_2 < 70$ mmHg

- Belastbarkeit (»exercise capacity«) < 75 % der Norm
- $\dot{Q}_s/\dot{Q}_t > 10\ \%$ des HZV

Keine kardiopulmonale Reserve
- Präoperative respiratorische Insuffizienz, manifeste Herzinsuffizienz oder beides
- VK oder $FEV_1 < 25\ \%$ des Sollwertes[1]
- $P_aCO_2 > 50$ mmHg
- $P_{\bar{v}}CO_2 > 60$ mmHg
- $P_aO_2 < 50$ mmHg
- $\dot{Q}_s/\dot{Q}_t > 25\ \%$ des HZV

---

[1] Wenn $FEV_1 < 30\ \%$ des Sollwertes (ca. 1 Liter oder weniger) ist eine präventive postoperative Beatmung, zumindest in den ersten 24 Stunden, unumgänglich.

2.3 Gasstoffwechselstörungen

2.3.1 Klassifizierung und Merkmale hyper- und hypoxämischer Zustände

	P_aCO_2	C_aO_2	$\dot{V}_A$	$\dot{Q}$	P_aCO_2	$\dot{V}O_2$	$P_{\bar{v}}O_2$	$P_{\bar{v}}CO_2$
Arterielle Hyperoxämie								
1. Anomale Zusammensetzung inspirierter Luft								
Hyperbar ($P_B\uparrow$) ($FIO_2\rightarrow$)	↑↑	↑	↓	↓	↑	→↑↓	↑	↑
Hohe FIO_2 ($P_B\rightarrow$)	↑↑	↑	↓	↓	↑	→↑↓	↑	↑
2. Anomale Ventilation Hyperventilation	↑	↑	↑↑	↓?	↓	→	↓	↑
Venöse Hyperoxämie								
1. Anomale Zusammensetzung des arteriellen Blutes								
Hypertone Hyperoxämie (alle Fälle, die unter »Arterielle Hyperoxämie« aufgeführt sind; hoher P_aO_2)	↑↑	↑	↓	↓	↓	→	↑	↑
Hyperhämoglobinämische (hohes Hb) Hyperoxämie	→	↑↑	→	→	→	→	↑	→
2. Anomale Durchblutung Gesteigerte Durchblutung	→	→	→	↑↑	→	→	↑	↓

Fortsetzung nächste Seite

Fortsetzung

	P_aCO_2	C_aO_2	$\dot{V}_A$	$\dot{Q}$	P_aCO_2	$\dot{V}O_2$	$P_{\bar{v}}O_2$	$P_{\bar{v}}CO_2$
3. Anomale Gefäßversorgung Arteriovenöser Shunt	→	→	→	→	→	→	↑	↓
4. Anomale Stoffwechselaktivität Erniedrigte Stoffwechselaktivität	→	→	→	→	→	↓↓	↑	↓
Arterielle Hypoxämie								
1. Inadäquate Zusammensetzung der inspirierten Luft Hypobar (P_B ↓) (FIO_2→)	↓↓	↓	↑	↑	↓	→	↑	↓
Niedrige FIO_2 (P_B→)	↓↓	↓	↑	↑	↓	→	↑	↓
2. Inadäquate Ventilation General. Hypoventil.	↓	↓	↓↓	↑↓	↑	→	↓	↑
Ungleiche Ventil. (Hypo- u. Hypervent.)	↓	↓	↓↓	↑	→	→	↓	↓
3. Inadäquate Gefäßversorgung Venoarterieller Shunt	↓	↓	↑	↑↑	↓	↓	↓	↑
4. Inadäquate Diffusion	↓↓	↓	↑	↑	↓	→	↓	↑
Venöse Hypoxämie								
Inadäquate Zusammensetzung des arteriellen Blutes Hypotone Hypoxämie (alle unter »Arterielle Hypoxämie« aufgeführten Fälle; niedriger P_aO_2)	↓↓	↓	↑	↑	↓	→	↓	↑

2.3.2 Hypoxämie

Ätiologie der Hypoxämie (Auswahl)

1. Große Atelektasen: Kollaps der Lunge infolge einseitiger endobronchialer Intubation, Pneumo-, Hämatothorax, endobronchialer Blutkoagel, Sekretansammlung

2. Fleckförmige Atelektasen, verursacht durch Sekretverhaltung, niedrige Verschlußdrücke der kleinen Luftwege, Fehlen des Tiefatemreflexes bzw. Beatmung mit zu niedrigem AMV ohne »sighing«, schlechte Anpassung des Respirators an den Pat. oder umgekehrt (»fighting the ventilator«), Surfactant-Mangel
3. Ventilations/Perfusions-Störungen
4. Interstitielles Lungenödem und/oder Herzinsuffizienz
5. Diskonnektion der Sauerstoffzufuhr oder Leck
6. Lungenembolie
7. Perikardtamponade
8. Schock

Behandlung der Hypoxämie

1. Erhöhung der FIO_2, wenn die Situation lebensbedrohlich ist oder scheint ($P_aO_2 < 60$ mmHg).
2. Sorgfältige Inspektion und Auskultation von Lunge und Herz, Überprüfung der Sauerstoffkonzentration mit Oxymeter, Kontrolle des $\dot{V}_E$ am Tubus, um Undichtigkeiten oder defekte Ventile ausschließen zu können.
3. Thorax-Übersichtsaufnahme, Messung des ZVD.
4. Sorgfältige tracheobronchiale Toilette und Blähen der Lunge.
5. Gabe von Diuretika (z. B. Furosemid) – selbst wenn kein sicherer klinischer Anhalt für Überwässerung bzw. Lungenstauung besteht; Inotropika, Broncho- bzw. Vasodilatantien bei Bedarf.
6. Einsatz von PEEP.
7. [Einsatz von Hypothermie bzw. ECMO (extrakorporale Membranoxygenierung)].

2.3.3 Hyperkapnie – Klinische Symptome der CO_2-Retention

Symptom	Bemerkungen
Zyanose	am stärksten bei obstruktiven Atemwegserkrankungen; kann bei O_2-Atmung völlig fehlen (»rote Erstickung«)
Somnolenz	»Oszillieren zwischen Schlaf und Wachen, unruhiger, nicht erfrischender Nachtschlaf, Hypersomnie (Leitsymptom des Pickwick-Syndroms)
Kopfschmerzen	oft hartnäckig, bedingt durch Hirnödem
Tachykardie	Ausdruck der gesteigerten Sympathikusaktivität, durch Digitalis wenig beeinflußbar!
Blutdruckerhöhung	systolisch und diastolisch, meist nur mäßiggradig; nach abrupter Beseitigung eines stark erhöhten P_aCO_2 ausgeprägte Hypotension möglich (»post-hypercapnic-hypotension-effect«, »Posthyperkapnisches Phänomen«)
Hirndruckzeichen	Liquorhypertension, Papillenödem, Stauungspapille; Fehldiagnose »Hirntumor« möglich
Neurologische Ausfallserscheinungen	Reflexminderung, fibrilläre Muskelzuckungen, herdförmige neurologische Ausfälle, Paresen, Augenmuskellähmungen, Sprachstörungen, epileptische Krampfanfälle, apoplektiforme Bilder

Kontraindizierte Maßnahmen bei Hyperkapnie

1. *Verabreichung von Morphin und Morphinabkömmlingen*
   (auch in Kombination mit Opiatantagonisten → Ausnahme: Naloxon)

2. *Antitussiva (Morphinderivate)*
   Methylmorphin (Codein)
   Äthylmorphin (Dionin)
   Normethadon (Ticarda)
   Hydrocodon (Dicodid)
   Thebacon (Acedicon)

3. *Sedativa, Hypnotika und Psychopharmaka*
   (u.a. Diazepam, Chlormethiazol, Paraldehyd, Barbiturate)

4. *Unkontrollierte O_2-Beatmung (FIO_2!?)*

5. *β-Rezeptorenblocker*

6. *Alkalisierende Maßnahmen*
   Natriumbikarbonat, THAM, forcierte Saluretikaanwendung

7. *Operationen am autonomen Nervensystem*
   Exstirpation des Glomus caroticum, intrathorakale Vagotomie und Sympathektomie

8. *Antibiotika bei Myasthenia gravis pseudoparalytica*
   Tetrazykline, Neomycin, Streptomycin, Polymyxine etc.

Differentialdiagnostische Maßnahmen bei Hyperkapnie

Hyperkapnie	am häufigsten: bei obstruktiven Atemwegserkrankungen relativ selten: bei Restriktion praktisch nie: bei reiner Linksherzinsuffizienz
Hyperkapnie + schwere Hypoxämie + periodische Atmung + Fettsucht:	spricht für Atemwegsobstruktion Pickwick-Syndrom, bei klinisch neurologischem Normalbefund und normaler Lungenfunktion: primäre Hypoventilation?

Differentialdiagnostische Kriterien zur Therapie bei Hyperkapnie, Therapeutische Bedeutung

Als Alarmzeichen gelten: (sofortige Therapie erforderlich!)	$P_aCO_2 > 70$ mmHg; unabhängig von Grundkrankheit $P_aCO_2 \uparrow + P_aO_2 < 50$ mmHg $P_aCO_2 > 55$ mmHg oder $P_aCO_2 \uparrow +$ unregelmäßige Atmung bei a) Intoxikationen b) zerebralen Prozessen c) neuromuskulären Affektionen
Nicht besorgniserregend:	P_aCO_2 bis 55 mmHg + $P_aO_2 > 50$ mmHg bei Atemwegsobstruktion $P_aCO_2 \uparrow$ als Kompensation bei metabolischer Alkalose

Ursachen der CO_2-Retention bei Spontanatmung

- Müdigkeit, Erschöpfung, Schwäche.
  Ausschluß durch Messung von VK.
- Atemdepression: Ausschluß durch Messen des $\dot{V}_E$. Wenn Atemdepression vorliegt, beruht sie meist auf Verabreichung opiathaltiger Analgetika.
  Einen selteneren Grund stellt die Atemdepression durch kritiklose Verabreichung von Sauerstoff bei Patienten dar, deren Atemantrieb durch O_2 geregelt wird (»hypoxic drive«).
  Schmerzen schränken die Ventilation kaum so ein, daß eine erheblichere CO_2-Retention einträte.
  Wenn das gemessene $\dot{V}_E$ hoch ist, liegt meist eine Kombination mehrerer Pathomechanismen vor, z.B.:
  a) Fieber und Schwäche
  b) $V_D/V_T \uparrow$ und Erschöpfung

Veränderungen der CO_2-Produktion oder/und Elimination unter kontrollierter Beatmung

Verminderte CO_2-Produktion; vermehrte CO_2-Elimination; alveoläre Totraumzunahme
Defekter Kapnograph Abgeknickter Tubus (Kinking) Diskonnektion Respiratordysfunktion Leckage (gleichzeitig Abfall des Beatmungsdrucks) Atemwegsobstruktion (gleichzeitig Anstieg des Beatmungsdrucks) Hyperventilation Kreislaufstillstand (aE-DCO_2↑) Lungenarterienembolie (Thromboembolie, Luftembolie, Fettembolie) (aE-DCO_2↑) Plötzlicher Blutdruckabfall, Schock (aE-DCO_2↑) Abnahme der pulmonalen Durchblutung (aE-DCO_2↑) Abfall der Körpertemperatur Narkosevertiefung Muskelrelaxierung

Vermehrte CO_2-Produktion; verminderte CO_2-Elimination
Plötzliche alveoläre Hypoventilation (z.B. Respiratordysfunktion) Abrupter Blutdruckanstieg (z.B. i.v. Vasopressorapplikation) Bikarbonatgabe Maligne Hyperthermie Entfernung eines Tourniquets Adrenalinüberdosierung (z.B. bei HNO-Eingriffen) Allmähliche Hypoventilation (z.B. bei Maskennarkose in Spontanatmung) Anstieg der Körpertemperatur CO_2-Absorption aus dem Peritonealraum Abnahme des Anästhesieniveaus Abnahme der Muskelrelaxation

3. Beatmung

In den vergangenen Jahren wurde zur Therapie des akuten Lungenversagens eine Vielzahl neuer Beatmungstechniken eingeführt.

3.1 Terminologie

a) Spontanatmung – spontane Ventilation (= Spontaneous ventilation = SV)

b) Maschinelle kontrollierte Beatmung – Ventilation (Controlled mechanical ventilation = CMV)
- Intermittierende Überdruckbeatmung (Intermittend positive pressure breathing = IPPB oder Intermittend positive pressure ventilation = IPPV)
- Intermittierende Überdruckbeatmung mit positiv-endexspiratorischem Druck (Continuous positive pressure ventilation = CPPV)

c) Intermittierende – maschinelle/mandatorische *Beatmung* – Ventilation
- Spontanatmung mit gelegentlicher Beatmung (Intermittend mandatory ventilation = IMV)
- Überdruckbeatmung mit gleichzeitiger Spontanatmung (Continuous positive pressure breathing = CPPB)

In Verbindung mit CMV und IMV wird der Begriff des positiven endexspiratorischen Druckes (Positive endexpiratory pressure = PEEP) verwandt. Während zusammen mit spontaner Ventilation von CPAP (Continuous positive airway pressure) gesprochen wird.

d) Assistierte Beatmung – Spontanatmung mit maschineller Unterstützung (nicht mehr üblich)

3.1.1

Nomenklatur für Methoden der Unterstützung der Atmung (Englisch/Deutsch)
SV = Spontaneous ventilation, Spontane Ventilation
IMV = Intermittent mandatory/mechanical ventilation, Intermittierende maschinelle Ventilation
CMV = Controlled mandatory/mechanical ventilation, Kontrollierte maschinelle Ventilation Mit oder ohne CPAP/PEEP

Fortsetzung nächste Seite

Fortsetzung

CPAP	=	Continuous positive airway pressure, Kontinuierlich positiver Atemwegsdruck
PEEP	=	Positive endexpiratory pressure, Positiv-endexspiratorischer Druck
CPPB/ CPPV	=	Continuous positive pressure breathing/ ventilation, Beatmung mit kontinuierlichem Überdruck
EIP	=	Endinspiratory pressure, Endinspiratorischer Druck
EEP	=	Endexpiratory pressure, Endexspiratorischer Druck
IPPB/ IPPV	=	Intermittent positive pressure breathing/ventilation Intermittierende Überdruckbeatmung
NEEP	=	Negative endexpiratory pressure, Negativ endexspiratorischer Druck
ZEEP	=	Zero-endexpiratory pressure, »null« endexspiratorischer Druck

Synonyme für CMV:
CMV ohne PEEP = CMV mit ZEEP = IPPV
CMV mit PEEP = IPPV mit PEEP = CPPV

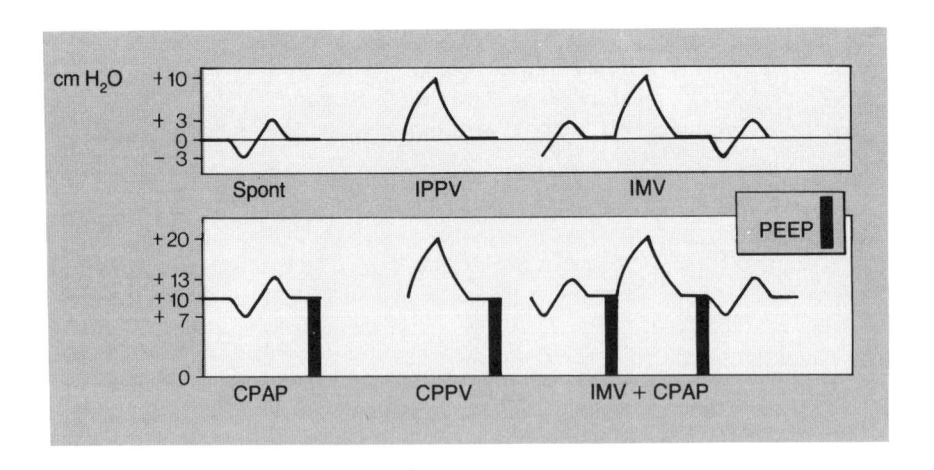

3.2 Indikationen

Die Anwendung der Atmungsunterstützung richtet sich nach den jeweiligen pathophysiologischen Merkmalen des akuten Atemversagens.

a) Extrapulmonal bedingtes, ventilatorisches Versagen der Atmung
Kennzeichen: globale Hypoventilation, Hyperkapnie mit respiratorischer Azidose, evtl. Apnoe.
→ CMV, bei partieller Fähigkeit von Spontanatmung → IMV.

b) Lungenversagen durch parenchymatöse Lungenerkrankung (intrapulmonal)
Kennzeichen: Abnorme Tendenz zum Kollaps pulmonaler Gasräume mit Abfall der FRC, der Compliance, Tachypnoe und P_aO_2-Abfall
→ Reexpansion verschlossener Gasräume durch CPAP oder CPPV

c) Versagen der Ventilation infolge akuter Atemwegsobstruktion mit Überblähung der Lunge (selten)
→ Medikamentöse Behandlung des Bronchospasmus (Azidose, β_2-Sympathikomimetika, Theophyllin, Steroide), CMV ggf. mit PEEP mit langsamer Frequenz (8–10/min) mit niedrigem inspiratorischem Gas-Flow.

3.2.1 Mögliche Ursachen für ein akutes Versagen der Atmung und ihr Pathomechanismus (siehe Tabelle Seite 28)

3.2.2 Indikationen für die Unterstützung der Atmung

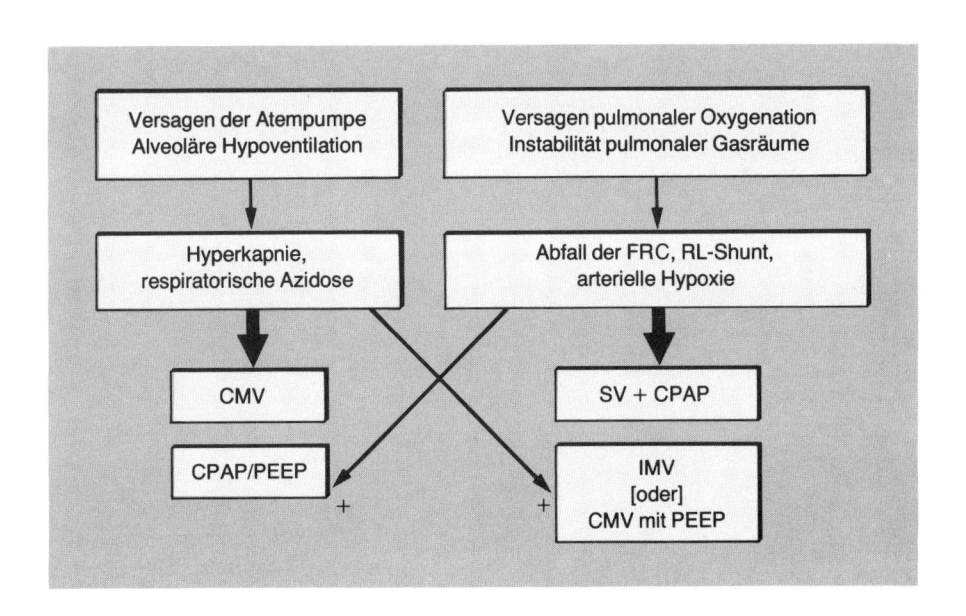

```
┌─────────────────────────────┐   ┌─────────────────────────────┐
│ Versagen der Atempumpe      │   │ Versagen pulmonaler Oxygenation │
│ Alveoläre Hypoventilation   │   │ Instabilität pulmonaler Gasräume │
└─────────────────────────────┘   └─────────────────────────────┘
              │                                 │
              ▼                                 ▼
┌─────────────────────────────┐   ┌─────────────────────────────┐
│ Hyperkapnie,                │   │ Abfall der FRC, RL-Shunt,   │
│ respiratorische Azidose     │   │ arterielle Hypoxie          │
└─────────────────────────────┘   └─────────────────────────────┘
              │          ╲       ╱          │
              ▼           ╲     ╱           ▼
         ┌────────┐        ╲   ╱       ┌──────────┐
         │  CMV   │         ╳          │ SV + CPAP│
         └────────┘        ╱   ╲       └──────────┘
         ┌──────────┐     ╱     ╲      ┌──────────┐
         │CPAP/PEEP │    ╱       ╲     │   IMV    │
         └──────────┘   +         +    │  [oder]  │
                                       │CMV mit PEEP│
                                       └──────────┘
```

Akutes Versagen der Atmung (Acute respiratory failure = ARF)

Extrapulmonale Ursachen			Pulmonale Ursachen	
Versagen der Atempumpe			Akute parenchymatöse Lungenerkrankungen	Akute Atemwegserkrankungen
Zentrale Störungen bei:	Erkrankungen des Rückenmarks und peripheren Nervensystems:	Erkrankungen der Atemmuskulatur:		
Schädel-Hirn-Trauma, Hirntumoren, Entzündungen, Vergiftungen, Opiatüberdosierung u.a.	Querschnitts-, Phrenikuslähmung, Poliomyelitis, Polyneuritis u.a.	Myasthenia gravis, Tetanus, Überdosis von Muskelrelaxantien, Thoraxtrauma, Zwerchfellruptur	Einfache postoperative oder posttraumatische Störungen, Atelektasen, Bronchopneumonie, hydrostatisches Lungenödem (interstitiell oder alveolär), schweres akutes Lungenversagen, akutes Atemnotsyndrom des Erwachsenen (ARDS = Adult respiratory distress syndrome), Schocklunge	Status asthmaticus, schwere Emphysembronchitis Akute Exazerbation auf der Basis einer chron.-obstruktiven Erkrankung
Primäre Störungen:	Hypoventilation mit respiratorischer Azidose durch Versagen der Atempumpe →		Arterielle Hypoxie durch Kollaps pulmonaler Gasräume mit RL-Shunt, Hypokapnie, metabolischer Azidose →	Hypoventilation und respiratorische Azidose durch Atemwegsobstruktion →
Sekundäre Störungen:	Alveoläre, arterielle Hypoxie		CO_2-Retention und respiratorische Azidose →	Alveoläre, arterielle Hypoxie

3.3 Einstellung des Beatmungsmusters

Die Entwicklung des zu verwendenden Beatmungsmusters ist gekennzeichnet durch die für die Aufrechterhaltung bzw. Normalisierung des pulmonalen Gasaustausches wichtigen Modalitäten.

a) Große Atemzugvolumina (V_T)
Im Gegensatz zur Spontanatmung muß bei der Beatmung das 2fache des normalen Atemzugvolumens (ca. 12–15 ml/kg KG) eingestellt werden, um eine Atelektasenbildung zu verhindern, da die uniforme, maschinelle Beatmung die normale Verteilung des inspiratorischen Gases in der Lunge verändert. Um eine ausreichende Oxygenierung sicherzustellen, erfordern die großen Atemzugvolumina eine niedrige Atemfrequenz von 6–12/min.

b) Niedrige inspiratorische Gasströmung und positives endexspiratorisches Druckplateau
Das endinspiratorische strömungsfreie Intervall wird im englischen auch als »no-flow«-Intervall bezeichnet. Die niedrige inspiratorische Gasströmung (0,4–0,6 l/sec) fördert die Verteilung des V_T innerhalb der Lunge und bewirkt eine bessere Entfaltung von erkrankten Gasräumen mit abnorm hohen Strömungs- und z. T. elastischen Widerständen (= Gasräume mit langer Zeitkonstante). Bei zu kurzer Inspiration kommt es in den betroffenen Bezirken zur Abnahme des $\dot{V}/Q$-Verhältnisses und damit zu einem Shunt-ähnlichen Effekt.

c) Inspirations-/Exspirationszeit-Verhältnis (I/E-Ratio)
Eine I/E-Ratio von 1 darf nicht überschritten werden, da es sonst zu einem nicht mehr akzeptablen Abfall des HZV kommt. Die Behinderung des venösen Rückflusses, die während der langandauernden, maschinellen Inspiration auftritt, kann während der kurzen Exspirationszeit nicht mehr kompensiert werden. Durch Einhaltung einer Exspirationszeit von mindestens 50 % des respiratorischen Zyklus kann die Beeinträchtigung der Kreislauffunktion bei kontrollierter Beatmung ohne PEEP ausgeglichen werden. Inversed Ratio Ventilation (I/E-Ratio > 1) zur Verbesserung des pulmonalen Gasaustausches macht wegen des stets zu hohen mittleren intrathorakalen Drucks eine pharmakologische Steuerung des HMV erforderlich, evtl. verbunden mit einer arteriovenösen Hämofiltration zur Elimination des überschüssigen Wassers.

d) Positiv-endexspiratorischer Druck (PEEP)
Der bei akutem Lungenversagen massive Abfall der FRC kann durch PEEP teilweise kompensiert werden. Basis dafür ist die Reexpansion von völlig oder teilweise verschlossenen Räumen. Andererseits kann die Überdehnung von bereits offenen Gasräumen, vor allem am Ende der Inspiration, zu einer Abnahme der Durchblutung der Lunge und damit zu einem Abfall des HZV führen. Durch PEEP kann im einzelnen erreicht werden

- eine Normalisierung der AaDO$_2$ ($\leq$ 200 mmHg)
- eine Reduktion des FIO$_2$ (auf 0,3–0,4)
- eine Reduktion des $\dot{Q}_S/\dot{Q}_T$ (auf < 0,2)
- Aufrechterhaltung einer möglichst normalen, gemischtvenösen O$_2$-Sättigung und einer a-$\bar{v}$O$_2$-Differenz von $\leq$ 5 Vol%.

e) Kontinuierlich-positiver Atemwegsdruck (CPAP)
CPAP bewirkt eine Normalisierung der FRC und führt in geeigneten Fällen nicht nur zu einem Anstieg des P$_a$O$_2$, sondern auch zu einer ausgeprägten Steigerung der Compliance, so daß auf die maschinelle Beatmung verzichtet werden kann. SV mit CPAP hat sich außerdem als sog. intermittierende »Masken-CPAP« zur Behandlung einfacher postoperativer Lungenfunktionsstörungen bewährt.

f) Intermittierende, maschinelle/mandatorische Beatmung (IMV)
IMV dient nicht nur als Entwöhnungsmethode, sondern ermöglicht dem Patienten am Respirator spontan zu atmen. Atmet der Patient nicht selbst oder nur im geringen Umfang ohne eine nennenswerte ventilatorische Eigenatmung, so wird die Atmung entweder voll unterstützt (»full support«) oder nur partiell (»partial support«).
Kriterien für die Wirksamkeit sind neben klinischen Zeichen eines subjektiven Wohlbefindens des Patienten ein normaler P$_a$O$_2$ und P$_a$CO$_2$ und ein ausgeglichener pH-Wert von mindestens 7,32. Postulierte, und z. T. erwiesene Vor- und Nachteile von IMV sind:

Vorteile	Nachteile
SV während maschineller Beatmung ohne Verschlechterung der Blutgase möglich	Risiko der Entwicklung von Atemnot mit respiratorischer Dekompensation trotz gleichzeitiger Beatmung, Gefahr der CO$_2$-Retention und Azidose
Partielle Eigenregulation der Atmung, Hyperventilation und respiratorische Alkalose werden vermieden	
Bedarf an Sedativa, Opiaten und Muskelrelaxantien reduziert	Besonderer Überwachungsaufwand durch gut geschultes Personal notwendig, da Patient immer in Entwöhnungssituation
Geringere Beeinträchtigung der Kreislauf- und Nierenfunktion als bei CMV	Risiko des Linksherzversagens im Fall von LV-Dysfunktion durch frühinspiratorische, negative intrathorakale Drucke (Drucksenkung im Thorax führt zu LV-Belastung!)
Weniger gefährliche Diskonnektionszwischenfälle als mit CMV	
Bessere Möglichkeit zur schrittweisen Reduktion mittlerer intrathorakaler Drucke während Entwöhnung als früher	

g) Technische Probleme von CPAP/IMV-Systemen
CPAP kann in Verbindung mit SV oder auch mit IMV auf zweierlei Weise durchgeführt werden:
– mit Hilfe eines kontinuierlichen Flow-Systems
– mit Hilfe eines Demand-Flow-Systems.

Im kontinuierlichen Flow-System wird zunächst zur Beatmung ein Gasstrom in den inspiratorischen Schenkel des Beatmungssystems eingespeist. Entspricht diese Gasströmung nicht der maximalen inspiratorischen Strömung, die der Patient selbst erzeugt, so atmet der Patient zusätzlich aus einem elastischen Reservebeutel ein. Für ein einwandfreies Funktionieren muß das Reservoir immer unter einem gewissen Überdruck stehen, d. h. der stets zur Anwendung kommende Mindest-CPAP oder -PEEP beträgt 3–5 cmH_2O.

Im Demand-Flow-System kann die inspiratorische Gasströmung nur durch eine vom Patienten zu erbringende, inspiratorische, isovolämische Atemarbeit in Gang gebracht werden. Selbst bei maximaler Empfindlichkeit der sog.»Triggerung« fällt der patientennahe inspiratorische Atemwegsdruck im Demand-Flow-CPAP- oder -IMV-System stets stärker als beim kontinuierlichen Flow ab. Mit ähnlichen Problemen ist auch zu rechnen, wenn ein nasotrachealer Tubus zu einem zu hohen inspiratorischen Atemwegswiderstand wird. Liegt daneben noch eine andere Störung der pulmonalen Mechanik vor, so können die Chancen für eine erfolgreiche SV mit CPAP oder für IMV durch eine Tracheotomie mit möglichst weitlumiger Kanüle verbessert werden.

Mit dem Demand-Flow-System ist IMV nur als SIMV möglich, was im kontinuierlichen Flow-System nur sehr schwierig ist, weil bei hohen Gasströmungen durch das System die zur Triggerung notwendige Druckschwankung meist so klein ausfällt, daß der Triggermechanismus häufig versagt. Unsynchronisiertes IMV mit kontinuierlichem Flow-System wird von Patienten mit Störungen der Atemmechanik besser toleriert als SIMV mit Demand-Flow-System. Der Nachteil des Demand-Flow-Systems wird bei einigen Geräten durch die inspiratorische Druckunterstützung ausgeglichen. Dabei wird die spontane Atmung ähnlich wie bei der assistierten Beatmung bis zu einem bestimmten vorgewählten Drucklimit unterstützt (ASB = Assisted spontaneous breathing).

h) Basaler Ventilationsbedarf
Radford-Nomogramm zur Ermittlung des Atemzugvolumens: Das basale Atemzugvolumen wird gefunden, indem man den Wert des Körpergewichtes mit dem Wert der Atemfrequenz durch eine Gerade verbindet. Auf die gleiche Weise kann auch die in etwa zu erwartende Atemfrequenz bei bekanntem Körpergewicht und Atemzugvolumen bestimmt werden.

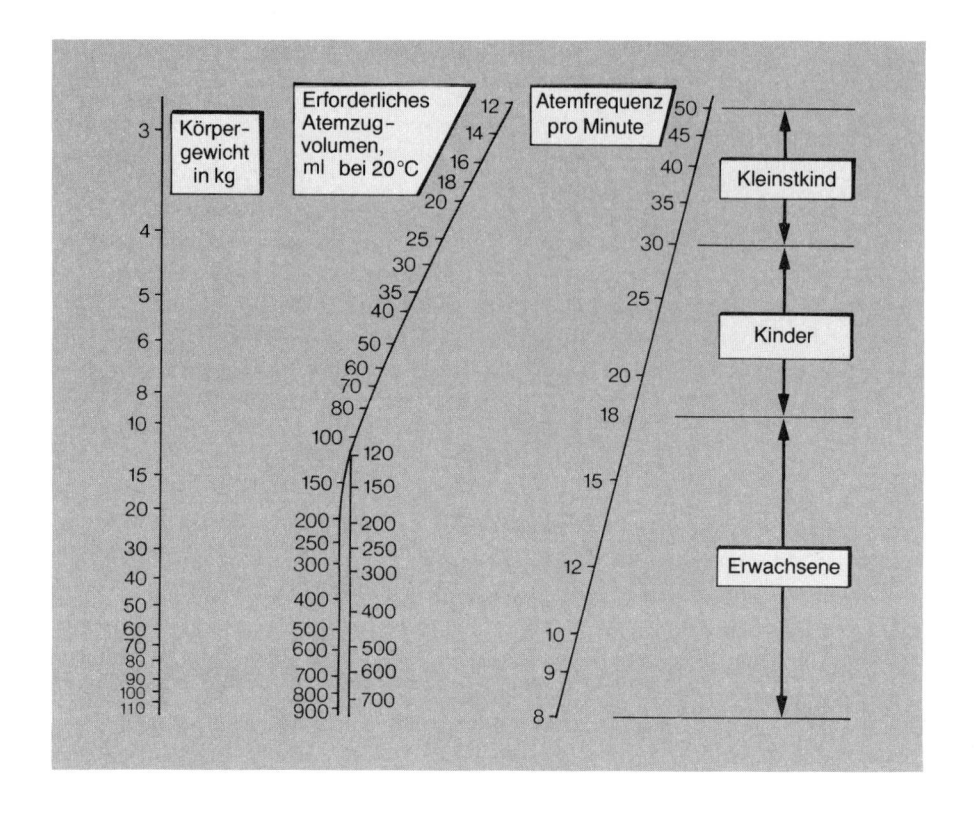

Korrekturfaktoren für das Radford-Nomogramm: Unter folgenden Bedingungen muß korrigiert werden:

Tägl. körperliche Aktivität = + 10 %
Fieber = + 7,5 %   für jedes °C > 38° C zentral
Metabolische Azidose = + 20 %

i) Nomogramm zur Berechnung zusätzlich benötigter Sauerstoffanteile in der Inspirationsluft

Aus diesem Nomogramm ist die Beziehung zwischen dem Atemminutenvolumen, dem beigemischten Sauerstoffanteil und dem prozentualen Sauerstoffgehalt der resultierenden Gasmischung zu ersehen.

Verbindet man das Minutenvolumen und den gewünschten prozentualen Sauerstoffanteil durch eine Gerade, dann ist die benötigte Sauerstoffzumischung (in l/min) auf der mittleren Skala ablesbar.

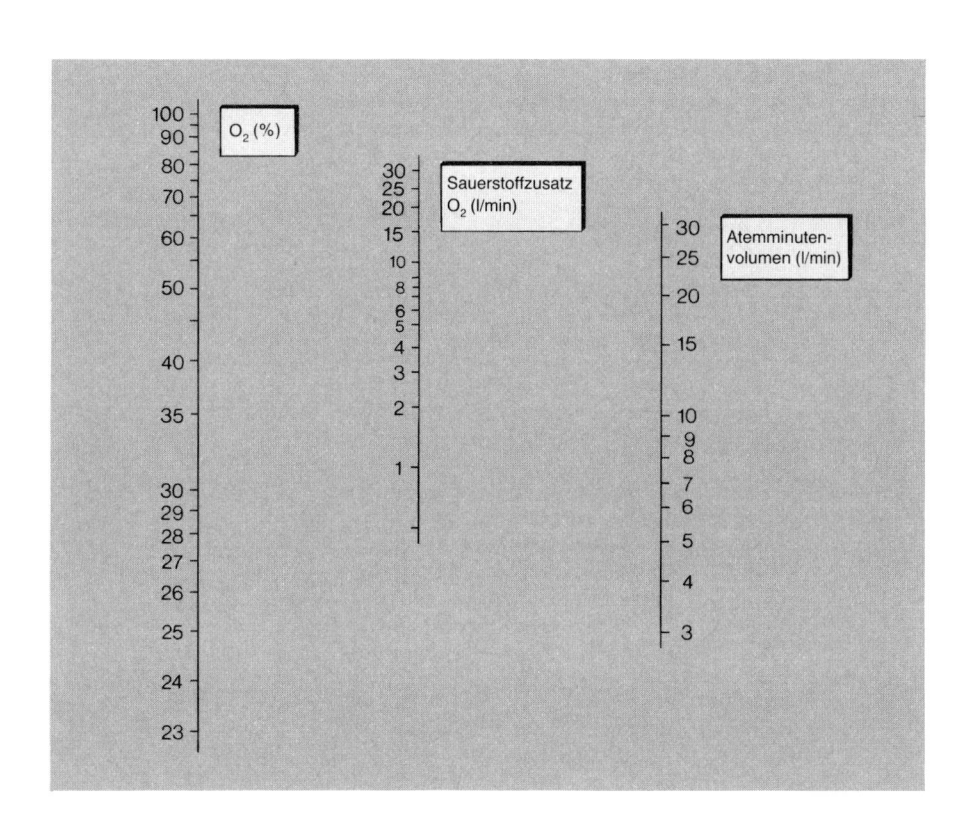

j) Nomogramm zur Berechnung des inspiratorischen Sauerstoffpartialdrucks
Dieses Nomogramm setzt den atmosphärischen Druck, den prozentualen Sauerstoffgehalt und den inspiratorischen Sauerstoffpartialdruck miteinander in Beziehung. Bei bekanntem atmosphärischem Druck und prozentualem Sauerstoffanteil kann der P_IO_2 auf der mittleren Skala abgelesen werden.

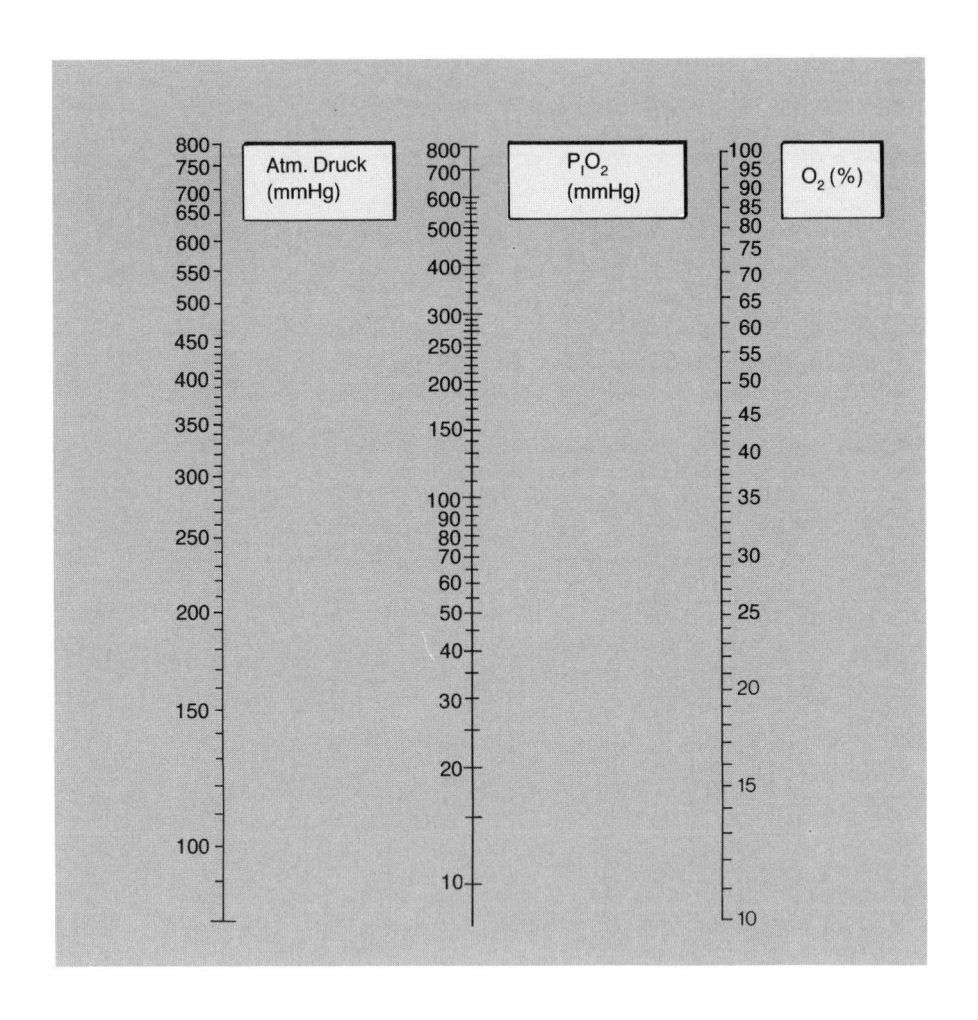

k) Überwachungsprogramm für Beatmungspatienten

Maximalprogramm	Routineprogramm	Kontrollen
Oxygenation Hb, Hk	Hb, Hk	tgl. 1 x u. bei Bedarf
Säure-Basen(SBH)-Parameter	Säure-Basen-Parameter	bei Bedarf
P_aO_2 (unter V u. CMV)	P_aO_2	tgl. 2 x u. bei Bedarf
$AaDO_2$ bei FIO_2 0,5 u. FIO_2 1,0	$AaDO_2$ bei FIO_2 1,0	tgl. mit den SBH-Parametern
$P_{\bar{v}}O_2$, $S_{\bar{v}}O_2$	P_vO_2 (V.-cava-Blut)	tgl. 1 x mit den SBH-Parametern u. bei Bedarf
C_aO_2, $C_{\bar{v}}O_2$, $C(a-\bar{v}DO_2)$	–	bei spez. Fragestellung
$\dot{Q}_s/\dot{Q}_t$	$\dot{Q}_s/\dot{Q}_t$	bei Bedarf
$\dot{V}_{O_2}$, HZV	–	bei Bedarf
Ventilation/Beatmung f, V_T, AZV (Atemzeitverhältnis: I/E) AMV (exspiratorisch)	AMV (exspiratorisch) ($\dot{V}_E$), f, AZV	kontinuierlich
P_aCO_2, F_ECO_2 (Kapnographie)	P_aCO_2	initial, vor u. nach PEEP, vor u. nach Entwöhnung
Beatmungsdrucke ($P_{res.}$, $P_{et.}$) (Alarm für FIO_2, $\dot{V}_E$, Druck u. Leck)	Beatmungsdrucke ($P_{res.}$, $P_{et.}$) (Alarm für FIO_2, Druck, Leck u. $\dot{V}_E$)	kontinuierlich
V_D/V_T Bestimmung des appar. Zusatztotraums	–	tgl. 1 x initial u. bei Entwöhnung
$\dot{V}_{CO_2}$	–	bei Bedarf
Atemreserve u. Atemmechanik Vitalkapazität (bzw. Inspirationskraft)	Inspirationskraft (Sog)	vor Entwöhnung u. Extubation
FRC	–	bei Bedarf
Max. insp. u. exspir. Flow, Flow-Muster (PEFR, PSFR)	–	bei Bedarf
Einstellung des »best PEEP« u. optimaler Beatmungsparameter	wie bei Maximalprogramm	tgl. mehrmals

4. Intensivpflege akuter Lungenerkrankungen

Empfehlungen für ein systematisches Vorgehen bei der
Beurteilung des Röntgen-Thoraxbildes

- Patientenidentifikation?
- Vorgeschichte?
- Fragestellung der Untersuchung?
- Bilderreihe (Voraufnahmen)?
- Aufnahmetechnik?
- Seitenbestimmung? (Magenblase? Linke Herzgrenze? Markierung der Aufnahme selbst?)
- Erfolgte die Aufnahme bei vollständiger Inspiration oder Exspiration oder ist sie »veratmet«?
- Weichteile des Halses und des Thorax? (Luft? Fremdkörper? Verkalkungen?)
- Knochen und Gelenke? (alte und/oder frische Frakturen? Verkalkungsgrad? Deformitäten? Destruktionen? Strukturverdichtungen? Halsrippen?)
- Aorta thoracalis? (Größe? Schwingung? Kalkeinlagerung? Ektasien, Stenosen?
- Trachea? (Lage? Durchgängigkeit? *Beachte:* natürliche Stenose im Bereich des Larynx und leichte Deviation nach rechts in Nähe der Aorta!)
- Herz? (Größe? Fehlerform? Verkalkungen? Künstliche Klappen? Katheter? Schrittmacherelektroden? Pneumomediastinum? Doppelkonturen?)
- Hili? (Pulmonalarterien: Haupt- oder Nebenäste? Vergrößerte LK? Eierschalenverkalkungen? *Beachte:* der linke Hilus steht normalerweise etwas höher als der rechte!)
- Sinus phrenicocostales? (Schwielen? Ergüsse? Mantelpneumothorax?)
- Hemidiaphragma? (Wölbung? Glatte Begrenzung? Adhäsionen? *Beachte:* das rechte Zwerchfell steht normalerweise höher als das linke)
Luftbronchogramm? Silhouettenzeichen? Interstitielle oder alveoläre Infiltrate? Gefäßzeichnung? Kalibersprünge? Blutumverteilung (Kranialisation)? Kerley-Lines? (Stauungszeichen!))

4.2 Lungenödem (Ätiopathomechanismus und Therapie)

Auslösende Faktoren (Auswahl)	Pathomechanismus	Formen
A. Linksherzversagen, parox. Tachykardie (bei Mitralstenose), Überdosierung von neg. inotrop wirkenden Pharmaka, Tachyarrhythmien, induzierte Hypervolämie	Vergrößerung des zentr. Blutvolumens in der Lungenstrombahn: Hydrostatischer Druck ↑, LVEDP ↑, LAP ↑, PCWP ↑	»Alveolartyp«
B. Überwässerung, Hypalbuminämie, Wasserintoxikation beim TUR-Syndrom, Verdünnungshyponatriämie, Ertrinken (Salzwasser!)	Abnahme des kolloid-osmotischen Drucks (KOD) u. des Lymphabtransportes	»fluid lung« interstitieller Typ
C. Aspiration reizender Substanzen u. irritativer Gase, Sepsis, Urämie	Anstieg der Kapillarpermeabilität (leak-syndrome)	exsudativer Typ
D. Erhöhter intrakranieller Druck (ICP)	unbekannt! TPR ↑, PVR ↑, LAP ↑, PAP ↑, MAP ↑, ZVD meistens normal!	zentrales Lungenödem

1. Stufe: *Konservative Therapie*	2. Stufe: *Intensivtherapie*	3. Stufe: *Aggressive Intensivtherapie*
Therapie zu A, B und C		
1. Hochlagerung des Oberkörpers (VK ↑) und 4 l/O$_2$ per inhalationem 2. Nitroglyzerin-Spray (PCWP ↓, HZV ↑) 3. Morphin: 5–10 mg i.v. (Sedierung, PCWP ↓ VO$_2$ ↓, venös. Rückstrom ↓) 4. Forcierte Diurese (Pulm. Blutvolumen ↓), z.B. 40–80 mg Furosemid 5. Unblutiger Aderlaß durch rotierende Staubinden an den Extremitäten 6. Kardiaka- a) Dobutamin	– Induzierte Vasodilatation – Nitroglyzerin-Inf. – Korrektur der metabolischen Azidose – Intubation, kontr. Beatmung mit 100% O$_2$ u. PEEP, »Best PEEP« – Entwöhnung vom Respirator : CPAP	Intraaortale Ballonpumpe (IABP) (bei therapieresistentem Linksherzversagen u. Low-Output-Syndrom) Hämodialyse – Ultrafiltration – bei Überwässerung, Extrakorporale Membranoxygenierung (ECMO) beim »capill. leak-syndrome« als ultima ratio! Kontrollierte Hypotension (KI: ischämische Herzkrankheit (IHD) z.B. NNP

Fortsetzung nächste Seite

Fortsetzung

1. Stufe: Konservative Therapie	2. Stufe: Intensivtherapie	3. Stufe: Aggressive Intensivtherapie
Therapie zu A, B und C		
b) Dopamin, wenn $RR_{syst} <$ 100 mmHg c) Digitalisierung bei Tachyarrhythmia abs., z.B. Digitoxin 7. Evtl. Beatmung m. 100% O_2 8. Evtl. Glukokortikoide (z.B. 1000 mg Prednisolon oder 16 mg Dexamethason i.v.) 9. Aminophyllin (nicht beim Myokardinfarkt)		
Therapie zu D		
1. Hochlagerung des Oberkörpers 2. Hyperventilation 3. Mannit + Furosemid (ICP ↓, PAP ↓ – Mannit allein kann PAP ↑).	Dringliche Indikation für neurochirurg. Konsil	

4.3 Lungenembolie

Quelle der Embolisation
Typisch (häufig) ↓ Venöse Thromboembolien → Venen: unt. Extremität 25–60% Becken 6–20% V. cava inf. 5–15% ob. Extremität 2–8%   *atypisch* (aber nicht selten!) ↓ Luft Fett Tumorgewebe Parasiten Fremdkörper   Embolie: arteriell-venös

Prädisponierende Faktoren (Auswahl)		
Chr. Stauungsinsuffizienz Vorhofflimmern Endokarditis St. varicosus Längere Bettruhe Hohes Alter Operationen Malignome DIG Geschlecht Manifeste Herzinsuffizienz	Kontrazeptiva Kortikosteroide Diuretika Hämokonzentration	Massivtransfusion Schock Kava- u. Art.-rad.-Katheter Extrakorporale Zirkulation Sepsis Frakturen Verbrennungen Angiographie Plazentalösung

Symptomatik		
Früh → Tachykardie, Tachypnoe Pulmon. Vasokonstriktion Bronchospasmus, Dyspnoe Unruhe, Angst »Angina pectoris« Schweißausbruch Zyanose	*Vollbild →* Erstickungsgefühl Plethora im V.-cava-sup.- Bereich, akute Halsvenen- stauung Schwere progr. Zyanose, Tachypnoe, Orthopnoe, Akzentuierter II. Herzton Protodiast. Gallopp. *Abfall des HZV (erst wenn* *> 80 % der Lungenstrom-* *bahn blockiert werden!)* Low-Output, Koma, Plötzlicher Herztod	*in 50 % →* Lungeninfarkt Bronchospasmus Husten-Hämoptoe Pleuraschmerz Fieber Infarktpneumonie (15 %)

EKG: Akutes C-pulmonale, Rechtsschenkelblock, S_1-Q_3-Typ, Extrasystolien, ST-Veränderungen (neg. T-Wellen in Abl. III + aVF)
Thorax-Rö.:
– Zwerchfellhochstand (einseitig)
– »amputierter« Hilus (*Westmarksches Zeichen*)
– Dilatation des rechten Ventrikels
– Plattenatelektasen (*Fleischnersche Linien*)
– Lungeninfarkt, Pleuraerguß, Infarktpneumonie
Blutgasanalyse: P_aO_2 ↓↓, P_aCO_2 ↓, pH ↑
Laboruntersuchungen: LDH in 23 % erhöht (CPK, SGOT, SGPT meist normal)
Lungenszintigraphie: Mikroembolien können kaum erfaßt werden! (Lungenszintigraphie positiv in ~ 25 % aller Fälle). Beim kombinierten Ventilations/Perfusions-Scan ist der Ventilations-Scan meist normal.
Pulmonalisangiographie: von allen Methoden die größte Aussagekraft – Ausfall eines Lungengefäßabschnittes

Verlaufsformen		
Blockierung der Lungenstrombahn (% des Gefäßquerschnitts):		
< 50 % mittelschwere rezidivierende Lungenembolie mit Lungeninfarkt oder rezidivierende Mikroembolie	50–80 % schwere nicht fulminante Form (HZV fällt nicht kritisch ab)	> 80 % massive zumeist letal verlaufende Form

Über 90 % der Pat. mit Lungenembolie haben einen P_aO_2 < 80 mmHg (im Mittel: 60–65 mmHg). Bei der Interpretation des Meßergebnisses ist die Altersabhängigkeit des Normalwertes zu beachten:

P_aO_2 (im Sitzen) = 104 – (0,25 x Alter in Jahren)
P_aO_2 (im Liegen) = 103 – (0,4 x Alter in Jahren)

Der P_aO_2 kann nur in Kenntnis des aktuellen P_aCO_2 (Norm: 40 mmHg) richtig beurteilt werden, da für jede mmHg P_aCO_2-Abnahme eine etwa gleichgroße P_aO_2-Zunahme gerechnet werden muß. Dies bedeutet, daß ein Pat. mit einem P_aO_2 um 100 mmHg bei einem P_aCO_2 von 20 mmHg relativ hypoxisch ist. Korrigiert man nämlich den P_aCO_2 auf 40 mmHg, so entspricht dem dann ein P_aO_2 von 80 mmHg. Diese Überlegung ist deshalb von Wichtigkeit, da viele Pat. mit Lungenembolie hyperventilieren und somit respir. alkalotisch sind. Ein Frühzeichen der Lungenembolie (vor der Hypoxämie!) stellt die Zunahme von V_D dar, die sich durch die teilweise Verlegung der Lungenstrombahn (ventilierte, jedoch nicht perfundierte Alveolen) erklärt.

4.3.1 Sofortmaßnahmen bei akuter massiver Lungenembolie

Oberkörperhochlagerung, O_2-Insufflation, Nitroglyzerin: Spray (nur bei $RR_{syst.}$ über 100 mmHg), Schaffen eines *sicheren* venösen Zugangs (*V.-cava-Katheter!*, Blutentnahme: CPK, *LDH*, SGOT, SGPT (DD: Myokardinfarkt!), *EKG* (Rhythmusstörungen, Myokardinfarkt?), *Rö.-Thorax*

Verminderung von Herzarbeit und myokardialem Sauerstoffverbrauch	Verbesserung der Herz-Auswurfleistung	Fibrinolyse
↓	↓	↓
Intubation ↓ Beatmung mit 100% O_2 ↓ Morphin i.v.: 5–10 mg ↓ Fibrinolyse[d]	Dobutamin 2-10 µg/kg KG/min, da es den PAP senkt Wenn $RR_{syst.}$ < 100 mmHg, dann Dopamin (max. 500 µg/min bei Low-output-Syndrom)	Streptokinase[a] *Initial:* 250 000 E in 30 min i.v. dann 100 000 E/h *besser:* Urokinase[b] oder Arvin® zur therapeut. Defibrinierung *Anschließend:* *Heparin* 20 000 IE als Bolus i.v. *sodann:* 20 000 bis 40 000 IE/Tag[c] und Kumarinderivate: 1. Tag: 12–15 mg Marcumar, dann nach Prothrombinzeit Bei *rezidivierenden Thromboembolien:* Legen eines *Kava-Schirms* (Op. nach Mobin-Uddin)

Können Rechtsherzüberlastung und Low-output-Syndrom innerhalb von 30 Minuten nicht beherrscht werden:
↓
Swan-Ganz-Katheter
Pulmonalisangiographie
↓
pulm. Embolektomie
(mit extrakorp. Bypass: Mortalität ca. 50%!)

ᵃ Applikationsform: am günstigsten über V.-cava- oder noch besser über Pulmonalarterienkatheter (Fragmentierung des Embolus durch den Ballonkatheter denkbar). Kontraindikationen für Streptokinase: Frischer apoplektischer Insult, fixierter maligner Hypertonus, floride gastrointestinale Blutungen, bakterielle Endokarditis, Schwangerschaft, Vorbehandlung mit Antikoagulantien. (Man sollte die Dosis so hoch wählen, daß eine Verlängerung der Thrombinzeit auf das 2- bis 3fache der Norm erreicht wird.)

ᵇ Urokinase und Arvin (ein Schlangengift, das das Fibrinogen aus dem zirkulierenden Blut entfernt ohne die anderen Gerinnungsfaktoren zu beeinflussen) Präparat: Urokinase – Serono®.

ᶜ bis eine Verlängerung der Thrombinzeit auf das 2- bis 3fache der Norm erreicht wird.

ᵈ Der mittlere Pulmonalarteriendruck nimmt unter Fibrinolyse innerhalb von 24 Stunden um ~ 30% ab.

5. Respiratortherapie

5.1 Klassifizierung des Respirators nach verschiedenen vom Gerät her gegebenen Eigenschaften

a) Nach Art des Volumenangebotes
Je nachdem, welcher strömungstechnische Parameter unabhängig von der Patientenlunge ein vorgegebenes Verhalten zeigt, unterscheidet man zwischen Druckgenerator und Stromgenerator. Beim Druckgenerator stellt der Beatmungsdruck die definierte Größe dar, Flow und Volumen ergeben sich aus dem aktuellen Zustand der beatmeten Lunge. Umgekehrt liefert der Stromgenerator einen vorgegebenen Strömungsverlauf und damit ein ganz bestimmtes Volumen; das Druckverhalten ist in diesem Falle lungenabhängig. Nach dem Verlauf des Gasstromes unterscheidet man Stromgeneratoren mit konstantem oder variablem Gas-Flow.

b) Nach Art der Steuerung
Verschiedene Kriterien können für die Beendigung der Inspiration bzw. für die Umschaltung von Inspiration auf Exspiration verantwortlich sein. Beim druckgesteuerten Respirator wird die Inspirationsphase dann beendet, wenn der vorgewählte Respiratordruck erreicht ist. Der Flow-gesteuerte Respirator schaltet dann um, wenn der Flow unter ein bestimmtes, für das Gerät charakteristisches Maß absinkt. Beim volumengesteuerten Respirator wird der Umschaltmechanismus durch den Austritt eines bestimmten Volumens ausgelöst. Beim zeitgesteuerten Respirator beeinflußt keine strömungstechnische Größe, sondern der Ablauf einer vorgegebenen Zeit die Beendigung der Inspirationsphase. Die beiden erstgenannten Steuerungsarten werden gemeinhin als Drucksteuerung bezeichnet, da praktisch im Effekt kein Unterschied zwischen einer Flow- und Drucksteuerung besteht. Es kann nämlich nur dann keine Strömung herrschen, wenn kein Druckgefälle zwischen dem Respirator und der Lunge besteht.

c) Nach Art der Begrenzung
Man unterscheidet zwischen druckbegrenzten, volumenbegrenzten und Flow-begrenzten Respiratoren. Unter »Begrenzung« versteht man, daß ein einstellbarer, den Erfordernissen des Patienten angepaßter Wert nicht überschritten werden kann. Prinzipiell kann diese Begrenzung auf zwei Arten erfolgen: Entweder wird bei Überschreiten der Begrenzungsgröße sofort auf die Exspirationsphase umgeschaltet oder aber die Inspiration kann bei Erreichen der Begrenzungsgröße in solcher Weise fortgesetzt werden, daß der begrenzte Wert nicht weiter überschritten wird. Die erstere Möglichkeit bedingt eine Verkürzung der Inspirationsphase, bei der zweiten Form bleibt die Inspiration gleich lang. Häufig wird der Begriff der Steuerung mit jenem der Begrenzung

verwechselt. Es sei darauf hingewiesen, daß niemals der gleiche Parameter die Steuerung und die Begrenzung bestimmen kann.

d) Nach Art des die Inspiration auslösenden Mechanismus
Man unterscheidet zwischen Assistor Controler und Assistor/Controler. Es gibt Geräte, die nur für eine assistierte oder kontrollierte Beatmung konstruiert sind, während andere Respiratoren für jede dieser Beatmungsformen geeignet sind.

e) Nach Art des Antriebes
Respiratoren können entweder elektrisch oder pneumatisch angetrieben werden. Der elektrische Antrieb bringt den Vorteil, daß man von einer leistungsfähigen, zentralen Druckversorgungsanlage unabhängig ist. Die Konstruktion benötigt jedoch einen relativ voluminösen Kompressorteil (Motor und Pumpe). Als Beatmungsgas wird Raumluft verwendet, wobei der Sauerstoff aus einer entsprechenden Quelle zugemischt werden kann. Auf diese Weise wird eine exakte Dosierung des Sauerstoffanteils im Beatmungsgemisch möglich.
Der pneumatische Antrieb erlaubt die Konstruktion eines relativ kleinen und handlichen Gerätes. Werden auf einer Station gleichzeitig mehrere pneumatisch angetriebene Geräte zum Einsatz gebracht, ist eine leistungsfähige und betriebssichere Druckversorgungsanlage notwendig.

5.2 Beurteilung der Geräte nach ihrer Fähigkeit, sich an verschiedene, von der zu beatmenden Lunge gegebenen Zustände anzupassen

Die Belüftung einer gesunden Lunge stellt zunächst kein wesentliches Problem dar. Die Beatmung einer primär vorgeschädigten Lunge oder einer im Verlauf einer Langzeitbeatmung sekundär veränderten Lunge ist jedoch problematisch. Die Anpassungsfähigkeit ist verschieden, je nachdem ob es sich um einen Druck- oder Stromgenerator handelt. Sie ist unabhängig von der Art der Steuerung, hängt jedoch von der Einstellung der Begrenzung ab. So wird z. B. ein Stromgenerator bei einer Compliance-Reduktion das vorgewählte Volumen nur dann unverändert applizieren können, wenn der dazu benötigte Druck unter dem Begrenzungsniveau liegt.

Grundsätzliches Verhalten von Strom- bzw. Druckgeneratoren auf veränderte Beatmungssituationen

Druckgenerator			
Änderung der klinischen Situation	Druck	Volumen	Effekt
Reduktion der Compliance	unverändert	reduziert	schlecht
Erhöhung der Resistance	unverändert	reduziert	schlecht
Leck	unverändert	unverändert	gut
Intrapulmonale Luftverteilungsstörung	unverändert	Verteilung ungleichmäßig	schlecht
Stromgenerator			
Änderung der klinischen Situation	Druck	Volumen	Effekt
Reduktion der Compliance	steigt	unverändert	gut
Erhöhung der Resistance	steigt	unverändert	gut
Leck	sinkt	reduziert	schlecht
Intrapulmonale Luftverteilungsstörung	unverändert oder steigt	Verteilung gleichmäßig	gut

Die praktische Anwendung dieses Schemas erfährt in soweit eine gewisse Einschränkung, als es sich hier um idealisierte Reaktionen der Respiratoren handelt. Tatsächlich wird z. B. ein Stromgenerator ein appliziertes Volumen bei Reduktion der Compliance nur begrenzt aufrecht erhalten können, da Kompressionsverluste im Schlauch bzw. Respiratorsystem auftreten. Andererseits wird auch ein Druckgenerator bei einem auftretenden Leck zwar das Atemzugvolumen beibehalten, durch die zur Kompensation dieses Lecks bedingte verlängerte Inspirationsphase kommt es aber zu einer Verminderung der Atemfrequenz und damit verbunden zu einer Reduktion des gelieferten Atemminutenvolumens.

5.3 Wahl des Respirators

Die fundierte Kenntnis des Beatmungsgerätes stellt eine wesentliche Voraussetzung für den Erfolg einer Respiratortherapie dar. Die Wahl wird vor allem abhängig, ob

– eine Langzeit- bzw. Kurzzeitbeatmung
– eine kontrollierte bzw. assistierte Beatmung oder
– eine Beatmung einer gesunden oder geschädigten Lunge

durchgeführt werden soll.

5.3.1 Logistik

Parameter	UV 1/2	Servo C	Erica	EV-A	IMV-bird	Bennett 7200
O$_2$	3–6 bar	0,2–7 bar	2,9–5,8 bar	3–6 bar	–3,5 bar	2,5–6,8 bar
O$_2$-Alarm	<2,1 bar	abhängig vom verwendeten Mischer*	<2,7 bar	<2,1 bar	Z	<2,5 bar
Druckluft (DL)	3–6 bar	0,2–7 bar	3,4–9,8 bar	3–6 bar	3,5 bar	2,5–6,8 bar
DL-Alarm	<2,1 bar	abhängig vom verwendeten Mischer*	<3,1 bar	<2,1 bar	–	<2,5 bar
Notversorgung	Raumluft, gefiltert	Raumluft Z	Raumluft ungefiltert aus Geräteinnerem	Raumluft, gefiltert		Sicherheits-Beatmungsprogramm
Gasverbr. inkl. AMV	15 l/min bei I:E=1:2+AMV	AMV	35–50 l/min	AMV		AMV
Reinigg. u. Sterilisierbarkeit, Patientensysteme	desinfizierbar, 134°C autoklavierbar	teilweise desinfizierbar, 150°C autoklavierbar	desinfizierbar, gassterilisierbar, 140°C autoklavierbar	desinfizierbar, 134 °C autoklavierbar	desinfizierbar, gassterilisierbar	desinfizierbar, 120°C autoklavierbar
elektr. Leistung ohne Anfeuchtg.	130 W	40 W	250 W	165 W	–	1,1 A
Netzausfall	akust. Alarm	akust. Alarm	opt. u. akust. Alarm	akust. Alarm	–	akust. Alarm

Fortsetzung nächste Seite

Fortsetzung

Parameter	UV 1/2	Servo C	Erica	EV-A	IMV-bird	Bennett 7200
O_2-Ausfall	– opt. und akust. Alarm – weitere Beatmung m. gefilterter Raumluft	m. Mischer 960 (Bird): akust. Alarm weitere Beatmung mit Druckluft m. Mischer 961, 962, Druckluft wird blockiert; Alarm nur über Ventilator-Alarm, keine weitere Beatmung	Beatmung mit DL wird fortgesetzt	opt. und akust. Alarm, Beatmung mit DL wird fortgesetzt	Z	– opt. und akust. Alarm – Beatmung wird mit Druckluft fortgesetzt
DL-Ausfall	– opt. und akust. Alarm – keine maschinelle Beatmung mehr mögl.	Alarm wie oben Mischer 960 weitere Beatmung mit 100% O_2 Mischer 961, 962: keine weitere Beatmung	nach zusätzl. Anschluß von O_2 auf DL-Anschluß erfolgt weitere Beatm. m. 100% O_2	– opt. und akust. Alarm – Spontanatmung und manuelle Beatmung m. gefilterter Raumluft	–	– opt. und akust. Alarm – Beatmung wird mit O_2 fortgesetzt
bei Stromausfall	autom. Umschaltg. auf »Spont/Man«, – Spontan: über Demandventil m. einstellb. O_2-Konzentration – Manuell mit einstellb. O_2-Konzentr.	Spontanatmung mit einstellb. O_2-Konzentration, Insp. u. Exsp.-Schere geöffnet; Exspiration infolge continuous flow erschwert				– akust. Alarm – Spontanatmung mit Raumluft

* Siehe Darstellung O_2-Ausfall unter Beatmung.
Z = zusätzliche Ausstattung

5.3.2 Meß- und Rechengrößen (analog und digital angezeigt)

	Parameter	UV 1/2	Servo C	Erica	EV-A	IMV-bird	Bennett 7200
V_T	insp. exsp.	– z	z z	+ –	– +	– z	+ +
MV	exsp. spontan-Anteil	z –	+ –	+ +*	+ –	z –	+ +
f	maschinell spontan-Anteil	z –	+ –	– +	+ –	– –	+ +
Paw	$Paw_{(t)}$ P_{eak} $P_{ause} \triangleq$ endinsp. Plateau spez. Peep Anz. Mean	+ z z z z	+ + + z +	+ + + + +	+ + + + +	– – – – –	+ + + + +
O_2	FiO_2 O_2-Verbrauch	z –	+ z	+ z	+ –	– –	z –
CO_2	CO_2 (t) CO_2-Produktion/min CO_2-Tidal-Produktion ineff.-Tidalvol. eff.-Tidalvol. eff.-Ventilation	z – – – – –	z z z z z z	z z – – – –	+ + – – – +	– – – – – –	z – – – – –
Sonst.	$Taw_{(Atemweg-Temperatur)}$	z	z	z	z	–	+
	Bildschirm	z	z	–	+	–	Option
	R insp. exsp.	– z	z z	+* –	– +	– –	Option (Software) Option (Software)
	C	z	z	+	+	–	Option (Software)
	RQ = CO_2-Produktion/ O_2-Verbrauch	–	z	z	–	–	–

* mit Trendinformation: Mittelwert über 15 min oder 2 h

5.3.3 Beatmungsmodi

	PEEP	Modus	UV 1/2	Servo C	Erica	EV-A	IMV-bird	Bennett 7200
Maschi- nelle Be- atmung	$=0$ >0 <0 ≥ 0 ≥ 0	IPPV/+Assist. CPPV/+Assist. PNPV insp.Druckbegr. Seufzer	+ + – + + intermitt. PEEP	+ + z + + $2xV_T$ alle 100 Hübe	+ + – – + $2xV_t$ alle 100 Hübe	+ + – + + intermitt. PEEP	+ + + + –	+ + – + + alle Seuf- zer-Para- meter indivi- duelle Ein- stellung
Misch- formen	≥ 0	(S) IMV/+IFA* MMV/+IFA*	+ –	+ –	+ +	+ +	+ –	+ –
Spontan- atmung	$=0$ >0	ZPB/+IFA* CPAP/+IFA*	+ +	+ +	+ +	+ +	+ +	+ +
Hand- beatmung	≥ 0	Manuell	+	z	–	+	–	+

* Inspiratorische Flow-Assistenz

5.3.4 Standardmonitoring

	Parameter	UV 1/2	Servo C	Erica	EV-A	IMV-bird	Bennett 7200
Hoch und Tief Alarm	MV Erw. MV Päd.	z –	+ +	+ –	+ –	z –	+ –
	Paw	+	+	+	+	–	+
	FiO_2	z	+	+	+	–	–
akust. + opt. Alarm	Apnoe	–	+ wenn 15 sec kein Atemzug	+ wenn 30 sec kein Atemzug	+	z	+ Apnoe- parameter frei wähl- bar
	Logistik O_2/Druckluft Elektrik	+	+	+	+	–	+

6. Entwöhnung (Weaning)

Zu unterscheiden ist zwischen der Entwöhnung von der intermittierend positiven Druckbeatmung (IPPV), dem positiven Atemwegsdruck (PEEP, CPAP), der angereicherten inspiratorischen Sauerstoffkonzentration (FIO_2) und der Entwöhnung vom Endotrachealtubus, d. h. der Extubation.
Gründe für Schwierigkeiten können sein, daß der Patient wegen einer Inaktivitätsatrophie der Atemmuskulatur, der Dauer der Beatmung, des Alters, des Grundleidens oder der Lagerung nicht in der Lage ist, die komplette Atemarbeit zu übernehmen. In den modernen Respiratoren ist zur Entwöhnung des Beatmungspatienten ein Beatmungsmuster integriert – Inspiratory flow assistance (IFA) –, dessen Prinzip darauf beruht, daß bei jedem Atemzug des Patienten ein inspiratorischer Flow zugeführt wird.
Die Dauer von IFA wird begrenzt durch das stufenlos einstellbare, maximale Druckunterstützungsniveau (Dräger) bzw. den Abfall des inspiratorischen Flows unter einen bestimmten Wert (Siemens und Engström). Sobald diese Grenzen erreicht sind, sistiert der Flow vollständig und die Exspiration kann erfolgen. IFA kann in Kombination mit IMV und CPAP verwandt werden.
Folgende atemzugsynchrone Atemhilfen werden verwandt:

ASB (Assisted spontaneous breathing – Dräger) betont die spontane Eigenatmung. Der Trigger ist druckgesteuert und es wird proportional zum initialen Druckabfall ein Flow bis zum Erreichen des vorgewählten Atemwegdrucks geliefert. Der Flow wird mit dem vorgewählten Atemwegsdruck appliziert. Die Exspiration kann erfolgen, wenn der Flow unter einen bestimmten Wert abgefallen ist.
PS (Pressure support – Siemens) betont die Druckunterstützung. Die Maschine beantwortet einen inspiratorischen Unterdruck mit einem Gas-Flow, der über den Bedarf hinausgeht, womit die Atemarbeit verringert werden soll.
IHS (Inspiratory help system – Engström); die Maschine bietet in Abhängigkeit vom Druck einen inspiratorischen Flow an. Beginn und Ende des IFA werden nur durch den Flow gesteuert.
Die *IFA* bietet die Möglichkeit, einen Patienten aus einer assistierten Ventilation kontinuierlich ohne Wechsel des Atemmusters zu einer überwiegenden und schließlich vollständigen Spontanatmung zu bringen.

6.1 Kriterien für die Entwöhnung

Ein erfolgloser Entwöhnungsversuch bedeutet einen psychologischen und physiologischen Streß, der nicht nur die Lungenfunktion, sondern auch andere Organsysteme in Mitleidenschaft ziehen kann. Beurteilung der:

- Oxygenierung $(AaDO_2) < 300–350$ mmHg bei FIO_2 1,0
  $AaDO_2 = FIO_2 \times (P_B - 47) - P_aCO_2 - P_aO_2$
- Atemreserve und Atemmechanik
  Vitalkapazität mindestens 10–15 ml/kgKG
  Inspiratorische Sogdruckspitze mindestens -20 bis -30 cmH_2O über mindestens 10 sec
  $V_D/V_T < 0,6$
  P_aCO_2 untere Grenze des Normbereichs
  P_aO_2 bei FIO_2 0,4 mindestens 65 mmHg (in Abhängigkeit vom Alter)

Prognostischer Wert der Kriterien jedoch recht zweifelhaft, deshalb nicht nur von Zahlenwerten abhängig machen.

Vor Beginn eines Entwöhnungsversuches sollten korrigiert sein:
Fieber, Hypovolämie, Magen-Darm-Atonie, instabile Arrhythmien, metabolische Entgleisungen, medikamentöse Atemdepression, ausgeprägte Mangelernährung.

Kontraindiziert bei:
Kardiovaskulärem Schock, lebensbedrohlichen Arrhythmien.

6.2 Entwöhnungsmethoden

a) Konventionelle Entwöhnung
Unmittelbarer Übergang von kontrollierter Beatmung zur vollständigen Spontanatmung durch Abhängen vom Ventilator.
Vorgehen: Information des Patienten, Oberkörper hochlagern 20° bis 60° je nach Kreislaufsituation, FIO_2 um 0,1–0,2 erhöhen, Überprüfen der Vitalzeichen und des Herzrhythmus alle 5 bis 10 Minuten, danach alle 15 bis 20 Minuten, erste Blutgasanalyse nach 15 Minuten.
Toleriert der Patient den Übergang zur Spontanatmung, kann zwei bis acht Stunden später evtl. die Extubation in Erwägung gezogen werden. Voraussetzung ist allerdings, daß der Husten- und Würgreflex vorhanden sind.

b) IMV-Entwöhnung
Die Ventilatorfrequenz wird intermittierend in kleinen Schritten reduziert.
- IPPV-Reduzierung der IMV-Frequenz solange bis das pH > 7,33 bis 7,35 und die Spontanatemfrequenz unter 30/min bleibt bis auf 2/min. P_aCO_2 ist letztlich nicht alleinig aussagefähig, da metabolische Entgleisung über respiratorische Kompensation ausgleichbar.
- PEEP/CPAP – schrittweise Reduzierung des PEEP um 5 cmH_2O; Veränderungen von FRC und P_aO_2 bereits nach fünf Minuten beurteilbar. Länge der Plateauphasen

hängt vom klinischen Bild ab. Rest-CPAP/PEEP sollte 5 cmH$_2$O betragen. Spontanatmung ohne CPAP über einen Endotrachealtubus nur in besonderen Ausnahmefällen.

Allgemeine Faktoren, die einer Korrektur bedürfen, bevor mit einer Entwöhnung begonnen werden kann	
Anämie Reduziertes HZV Störungen des WELH Störung des SBH Schock	Arrhythmien Fieber/Kältezittern Infektion u. vermehrte Bronchialschleimsekretion Stark erhöhter Katabolismus Koma Hyperglykämie

Kriterien für die Entwöhnung vom Respirator	
Lungenmechanik Vitalkapazität (VC) Tiffeneau (FEV$_{1,0}$) Inspiratorische Sog/Druckspitze (IF) Ruhe-AMV oder AGW Compliance (l/cmH$_2$O)	$>$ 10–15 ml/kgKG (2–3 x SollV$_T$) $>$ 10 ml/kgKG > -20 bis -30 cmH$_2$O $>$ 10 sec $>$ 1 l/min/10 kgKG $>$ 2 l/10 kgKG $>$ 0,03 l/cmH$_2$O
Oxygenierungsfähigkeit AaDO$_2$ bei FIO$_2$ 1,0 (20 min) P$_a$CO$_2$ P$_a$O$_2$ bei FIO$_2$ 0,4 $\dot{Q}_S/\dot{Q}_T$ V$_D$/V$_T$	$<$ 300–350 mmHg untere Grenze des Normbereiches $>$ 65 mmHg $<$ 10–20 % des HZV $<$ 0,60
Stabile Kreislaufverhältnisse Keine Herzinsuffizienz, keine Arrhythmien, kein kardiovaskulärer Schock	
Klinischer Gesamtaspekt!	
Alarmierende Hinweise für Ermüdung u. drohende respiratorische Insuffizienz	
Anstieg der Atemfrequenz und der Körpertemperatur Psychomotorische Unruhe Tachykardie Blutdruckanstieg Sekretretention, unproduktiver Husten Verlust der spontanen Seufzeratmung Abfall der Vitalkapazität Anstieg der AaDO$_2$	
Cave: Hyperkapnie u. respiratorische Azidose sind Spätzeichen!	

6.2.1 Komplikationen und Nebenwirkungen

– *Hyperkapnie.* Bei konventioneller Entwöhnung ist ein Anstieg von 5–8 mmHg, der nach 24 Stunden zur Norm zurückgeht, üblich.
– *Hypoxämie.* Als Folge eines Anstieges des $\dot{Q}_S/\dot{Q}_T$ ist ein geringer Abfall es P_aO_2 üblich. Bei klinisch manifesten Zeichen einer Hypoxämie oder Änderung in der Blutgasanalyse Abbruch der Entwöhnung.
– *Hämodynamik.* Das HZV steigt während der Entwöhnung gewöhnlich an. PVR ändert sich in Abhängigkeit vom FRC: bleibt die FRC normal, so sinkt der PVR, fällt die FRC kann der PVR ansteigen. Anstieg des PVR führt zu größeren $\dot{V}_A/\dot{Q}$-Verteilungsstörungen und zum Anstieg von $\dot{Q}_S/\dot{Q}_T$ und Abfall von P_aO_2.

6.2.2 Versagen der Entwöhnung

– *Ungenügende Atemmechanik.* Ursache ist Muskelschwäche infolge Katabolismus oder neuromuskulärer Erkrankungen und Diskoordination der Atemmuskulatur. *Cave:* Hypophosphatämie.
– *Erhöhte Atemarbeit.* Ursache ist reduzierte Lungen-Compliance infolge Lungenerkrankung und erhöhtem Atmungswiderstand bei Bronchospasmus und Obstruktion.
– *Erhöhter Ventilationsbedarf.* Ursache ist erhöhtes V_D/V_T und Anstieg des $\dot{V}_{CO_2}$. Therapie des erhöhten V_D/V_T liegt in Verbesserung der pathologischen Lungenveränderungen und einer Optimierung von Q und PVR. $\dot{V}_{CO_2}$ wird durch Fieber, »shivering«, ausgeprägte Unruhe und entzündliche Prozesse gesteigert. Senkung durch Korrektur der Ursache.

a) Abbruch der Entwöhnung bei Vorhandensein folgender Symptome
- Tachykardie > 120/min
- Anstieg von MAP > 15 mmHg innerhalb von 10 Minuten
- Bradykardie + Blutdruckabfall
- Ischämiezeichen im EKG
- Zunehmende Angst, psychomotorische Unruhe, Dyspnoe
- Anstieg der $AaDO_2$ > 400 mmHg innerhalb von 10 Minuten (bei FIO_2 1,0)
- Progressiver Anstieg von P_aCO_2 (2 mmHg/min oder mehr)

b) Ursachen der schwierigen Entwöhnung vom Respirator
- Inadäquates AMV
- Erhöhte Totraumventilation
- Gesteigerter $\dot{V}_{O_2}$ (Fieber, Delirium, Kältezittern, Krämpfe, Sepsis, Tetanus)
- Fehlen der hypoxischen Stimulation des Atemzentrums (und der peripheren Rezeptoren)
- Großes intrapulmonales Shunt-Volumen
- Anämie, Störung des O_2-Transports

- Vermehrte Sekretbildung in den Atemwegen
- Inadäquate Vitalkapazität
- Insuffizienz der Atemmuskulatur
- Verminderte Compliance
- Niedriges, fixiertes HZV (»low output«)
- Opiatentzugsphänomene, Sedativaüberhang
- Psychisch bedingte Abhängigkeit vom Respirator

Herz- und Kreislauffunktion

1. Normwerte

1.1 Kardiovaskuläre Drucke

	Systolisch, mmHg	Diastolisch, mmHg	Mittelwert, mmHg
Periphervenös	–	–	6–12
Rechter Vorhof (CVP)	–	–	3– 8
Rechter Ventrikel	14– 32	0– 7	12–17
Pulmonalarterie	14– 32	2–13	8–19
Wedge (PCWP) oder linker Vorhof	–	–	5–12
Linker Ventrikel	100–150	2–12	
Arteriell	100–150	60–90	80–100

1.2 Normwerte für Kinder verschiedenen Alters

Alter	Gewicht, kg	Pulsfrequenz in Ruhe	Art. Blutdruck, mmHg	Hb, g%	Blutvolumen, ml/kg
Frühgeborene	1,0–2,0 2,0–3,0 >3,0	140	45–50 syst. 55–60 syst. 60–70 syst.	16–20	90–100
Termingeborene	3,4	125	60–70 syst.	16–20	90–100
3/12 Monate	6	120	80–90/50	12	85
1 Jahr	10,3	110	90–100/60	10–12	80
5 Jahre	20	100	90–100/60	10–12	75
10 Jahre	32	90	100/65	12–14	75

1.3 Verteilung des Herzzeitvolumens auf die Körperorgane

	Durchschnittsgewicht, kg	% des KG	Blutfluß, ml/min	% des HZV	O_2-Verbrauch, ml/min/Organ
Gehirn	1,4	2,0	775	15	46
Herz	0,3	0,43	175	3,3	23
Nieren	0,3	0,43	1100	23	18
Leber	1,5	2,1	1400	29	66
Lungen	1,0	1,5	175	3,5	5
Muskel	27,8	39,7	1000	19	64
Rest	38,7	55,34	375	9,7	33

1.4 Determinanten der Herzfunktion

Die Funktion der linken Herzkammer wird durch Integration von fünf Hauptdeterminanten geregelt:

Preload = Vorbelastung, bestimmt durch das linksventrikuläre Füllungsvolumen und den -druck
Afterload = Nachbelastung, bestimmt durch die intramyokardiale systolische Spannung und den peripheren Gefäßwiderstand
Kontraktilitäts- bzw. *Inotropiezustand* des Myokards
Synergie der Ventrikel*Kontraktion*
Herzfrequenz

Preload kann vereinfacht als linksventrikulärer Füllungsdruck (LVFP) definiert werden. Klinisch läßt sie sich durch die Messung von linksatrialem oder pulmonalkapillarem Druck bestimmen (PCWP mittels Swan-Ganz-Katheter).
Afterload kann im wesentlichen als Ventrikelwandspannung während der Systole definiert werden. Sie steht in Abhängigkeit von:
– dem enddiastolischen linksventrikulären Durchmesser,
– der Wanddicke des linken Ventrikels und
– dem diastolischen Aortendruck.
Intraventrikuläre Drucksteigerungen während der Systole korrelieren gut mit der Höhe des Aortendruckes. *Starling* zeigte, daß die Myokardkontraktilität und das Schlagvolumen direkt von der Preload abhängen.

Der **Kontraktilitäts-** oder **Inotropiezustand** des Herzens ist definiert durch Kraft und Geschwindigkeit der Ventrikelkontraktion unter konstanten Preload- und Afterload-Bedingungen ($d_p/d_{t\,max}$ = max. Druckanstiegsgeschwindigkeit im linken Ventrikel (Norm: 1850 ± 147 mmHg/sec)).
Die **Synergie** (koordinierter Kontraktionsablauf) der Kammer ist mitentscheidend für die Pumpfunktion. Sie kann z. B. durch Aneurysmen, Linksschenkelblock etc. gestört sein.
Beim Herzgesunden (normaler Kontraktilitätszustand des Myokards) hängt das HZV typischerweise mehr von peripheren Faktoren, die Pre- und Afterload beeinflussen, als vom Inotropiezustand des Herzmuskels ab. Beim Herzkranken bewirkt vorwiegend Inotropiezuwachs einen Anstieg des HZV.
Die **Herzfrequenz** stellt ebenfalls eine Determinante für das HZV dar.
Beim Herzgesunden führen Herzfrequenzsteigerungen innerhalb des physiologischen Bereichs kaum zu Änderungen des HZV – dies tun sie allerdings beim Herzkranken. Änderungen der Herzfrequenz haben auch einen direkten Einfluß auf die Myokardkontraktilität (Bowditch-Reflex = Zunahme der Kontraktionsgeschwindigkeit bewirkt eine Kontraktilitätssteigerung).

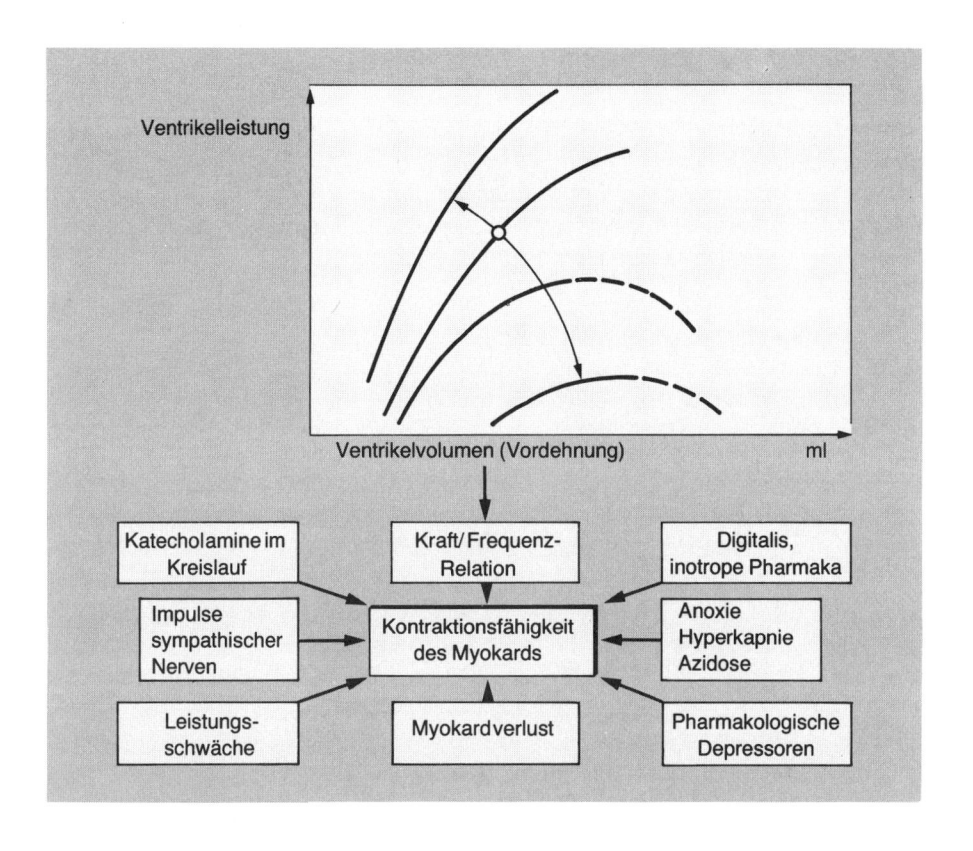

```
                    Ventrikelleistung
                                              ○
                    Ventrikelvolumen (Vordehnung)              ml
```

Katecholamine im Kreislauf	Kraft/Frequenz-Relation	Digitalis, inotrope Pharmaka
Impulse sympathischer Nerven	Kontraktionsfähigkeit des Myokards	Anoxie Hyperkapnie Azidose
Leistungsschwäche	Myokardverlust	Pharmakologische Depressoren

Der *arterielle Blutdruck* ist jederzeit in direkter Beziehung zu intraarteriellem Volumen und Elastizität der Gefäßwand zu sehen. Letztere – verantwortlich für Compliance und Resistance des Gefäßbetts – steht unter Einfluß des autonomen Nervensystems.
Der *systolische Blutdruck* korreliert in erster Linie mit dem intraarteriellen Füllungsvolumen während der Austreibungsphase, der *diastolische Blutdruck* hingegen mit dem Gefäßwiderstand.
Der Blutdruck resultiert insgesamt aus einer komplexen Verflechtung von kardialen und peripheren Faktoren.
Der *myokardiale Sauerstoffverbrauch* ($M\dot{V}O_2$) ist gegeben durch drei Hauptdeterminanten:

– durch die myokardiale Wandspannung
– durch den Kontraktilitätszustand des Myokards
– durch die Herzfrequenz

Kurve 1: Normalverhalten. Faktoren, die die Kontraktilität des Herzens beeinflussen, sind gleichfalls eingetragen. Steigerung der Kontraktilität (positive inotrope) ergibt eine Wanderung der Kurve 1 im Gegenuhrzeigersinn, Abnahme der Kontrakitilität eine Wanderung der Kurve 1 im Uhrzeigersinn.

Der $M\dot{V}O_2$ hängt mehr von der intraventrikulären Druckentwicklung als vom ausgeworfenen Volumen ab.
Beachte: Ein bestimmter systolischer Blutdruck, der durch ein großes Schlagvolumen gegeben ist, bewirkt einen kleineren $M\dot{V}O_2$ als derselbe Blutdruck, der durch abnorme Erhöhung des Gefäßwiderstands aufrecht erhalten wird.

1.5 Wichtige Herz-Kreislauf-Parameter

HZV (Herzzeitvolumen) = $\dot{Q}_T$ = CO (Cardiac output)	$7{,}17 \pm 0{,}49$ l/min
Schlagvolumen (SV = Stroke volume)	50–70 ml
Cardiac-index (CI = $\dfrac{HZV}{Körperoberfläche}$)	$2{,}5$–$4{,}0$ l/min/m² KOF
Druck- und Widerstandswerte im großen und kleinen Kreislauf	
Blutdruck (RR)	120/80 mmHg
Mitteldruck ($\overline{MAP}$) = $P_{diast} + \dfrac{P_{syst} - P_{diast}}{3}$	70–100 mmHg
Zentraler Venendruck (ZVD bzw. CVP)	3–8 mmHg
Rechter Vorhofdruck (RAP)	3–8 mmHg
Rechter Kammerdruck (RVP)	25/0–4 mmHg (syst./diast.)
Pulmonalarteriendruck (PAP)	25/10 mmHg (syst./diast.)
Pulmonalarterienmitteldruck ($\overline{PAP}$)	8–19 mmHg
Pulmonaler kapillarer Verschlußdruck (PCWP) (Pulmonary capillary wedge pressure)	5–12 mmHg
Linker Vorhofdruck (LAP)	5–12 mmHg
Linker Kammerdruck (LVP)	120/0–4 mmHg (syst./diast.)
Peripherer Gesamtwiderstand (TPR) = $\dfrac{(\overline{MAP} - ZVD) \times 79{,}9}{HZV}$	900–2200 dyn. sec cm^{-5}
Pulmonaler Gefäßwiderstand (PVR) = $\dfrac{(\overline{PAP} - PCWP) \times 79{,}9}{HZV}$	150–250 dyn. sec cm^{-5}
Berechnung des intrapulmonalen Rechts-Links-Shunts. Der Rechts-Links-Shunt wird angegeben als Verhältnis von „geshuntetem" Anteil des HZV und gesamtem HZV. Daraus folgt:	
$\dfrac{\dot{Q}_S}{\dot{Q}_T} = \dfrac{\text{Shunt-Volumen}}{HZV} = \dfrac{C_{CO_2} - C_{aO_2}}{C_{CO_2} - C_{\bar{v}O_2}}$ dabei bedeutet:	

Fortsetzung nächste Seite

Fortsetzung

C_{CO_2}	endpulmonalkapillar. Sauerstoffgehalt (ml/100 ml) $(Hb \times 1{,}36) + (P_aO_2 \times 0{,}0031)$	21 ml/100 ml
C_aO_2	arterieller Sauerstoffgehalt $(Hb \times 1{,}36) \times S_aO_2 + (P_aO_2 \times 0{,}0031)$	18–20 ml/100 ml
$C_{\bar{v}}O_2$	gemischtvenöser Sauerstoffgehalt $(Hb \times 1{,}36) \times S_{\bar{v}}O_2 + (P_{\bar{v}}O_2 \times 0{,}0031)$	14–15 ml/100 ml
1,36	O_2-Trägerkapazität (ml O_2/g Hb)	
0,0031	Sauerstoffmenge in 100 ml Blut gelöst/mmHg P_aO_2	
P_aO_2	arterieller Sauerstoffpartialdruck	
P_AO_2	alveolärer Sauerstoffpartialdruck	
$P_{\bar{v}}O_2$	gemischtvenöser Sauerstoffpartialdruck	> 35 mmHg
S_aO_2	arterielle Sauerstoffsättigung bei Raumluft	96–98 %
$S_{\bar{v}}O_2$	gemischtvenöse Sauerstoffsättigung bei Raumluft	75 %
$a\bar{v}DO_2$	arteriovenöse Sauerstoffgehaltsdifferenz $C_aO_2 - C_{\bar{v}}O_2$	4–6 ml/100 ml
$AaDO_2$	alveoloarterielle Sauerstoffdifferenz $(P_AO_2 - P_aO_2)$ $(FIO_2\,1{,}0)$	25–65 mmHg
O_2Kap	Sauerstoffkapazität des Blutes $Hb \times 1{,}36$	20,5 ml/100 ml
$\dot{V}O_2$	Sauerstoffverbrauch $HZV \times (CaO_2 - C_{\bar{v}}O_2) \times 10$	250 ml/min

2. Monitoring in der Intensivbehandlung

2.1 EKG und wichtige Veränderungen

Die Ableitung eines EKG erfolgt in der Regel über 3 Klebeelektroden am Thorax. Für kardiologische Spezialableitungen zur Beurteilung spezieller Veränderungen ist ein zusätzliches EKG-Gerät erforderlich, da die meisten Standardmonitore dies nicht zulassen.

Normale EKG-Zeiten		
P-Welle	Vorhoferregung	< 0,10 sec
PQ-Zeit	Atrioventrikuläre Überleitung	0,12–0,21 sec
QRS-Komplex	Intraventrikuläre Erregungsausbreitung	0,05–0,11 sec
ST-Strecke	Zeitraum der gleichmäßigen Kammererregung	0,35–0,40 sec
T-Welle	Repolarisation	≦ 0,22 sec

2.1.1 Beschreibung wichtiger Arrhythmien

Sinusbradykardie. Herzfrequenz gewöhnlich zwischen 40–60/min. PQ-Zeit verlängert, ST-Strecke verlängert.
Klinische Bedeutung: Kann normal sein (Schlaf) oder Folge eines hohen Vagustonus.
Behandlung: Gewöhnlich keine. Falls Beschwerden, Atropin 0,5–1 mg i.v., Alupent ® 0,05–0,1 mg i.v. oder Schrittmacherimplantation erwägen.

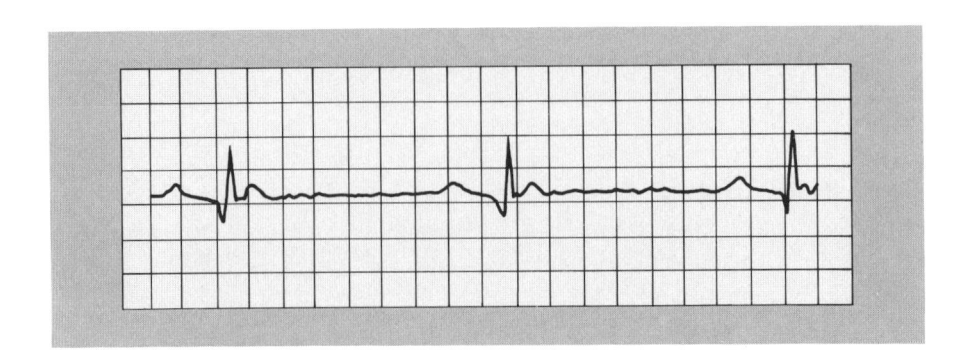

Vorhofflimmern. Falls feststellbar, liegt die Vorhoffrequenz bei 400–700 Schlägen/min. Kammerfrequenz unregelmäßig, oft schnell, bis zu 200 Schläge/min.
Klinische Bedeutung: Für gewöhnlich Anzeichen einer Herzerkrankung.

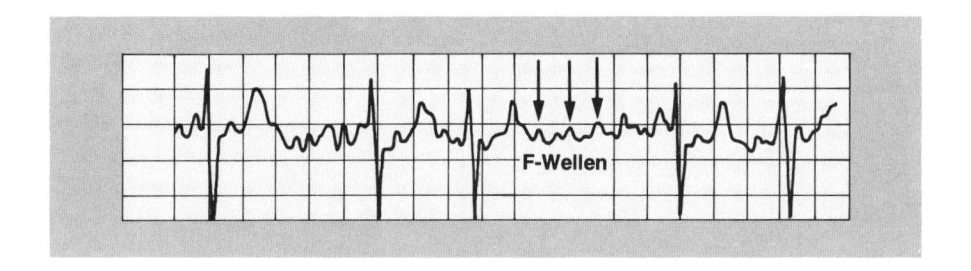

Vorhofflattern. Vorhoffrequenz 200–400 Schläge/min mit 2:1- oder 3:1-Überleitung. Kammerfrequenz daher bei 100–150 Schläge/min. Flatterwellen sichtbar („sägeblattartig").
Klinische Bedeutung: Gewöhnlich Anhalt für kardiale Erkrankung.

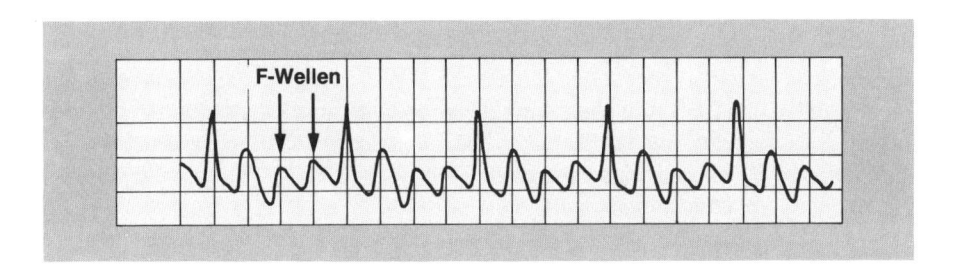

AV-Block I. Grades. PQ-Strecke länger als 0,21 sec.
Klinische Bedeutung: Häufig keine.
Behandlung: Für gewöhnlich keine; Digitaliswirkung?

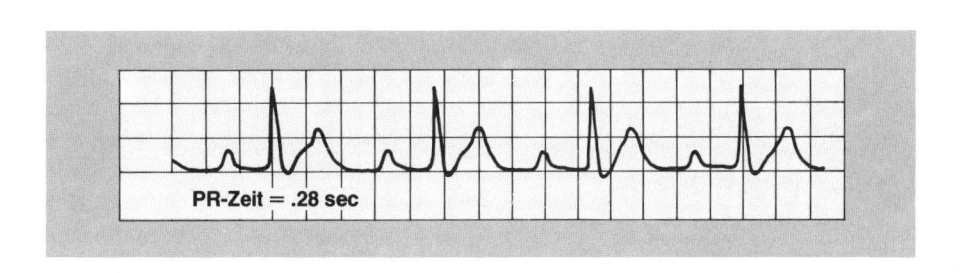

AV-Block II. Grades. Gewöhnlich AV-Überleitung 2:1, Frequenz ca. 40 Schläge/min. PQ-Strecke konstant, aber verlängert.
Klinische Bedeutung: Kann zum AV-Block III. Grades (kompletter AV-Block) und/oder zur ventrikulären Asystolie führen.
Behandlung: Gewöhnlich keine, eventuell Versuch mit Atropin 0,5–1 mg i.v.

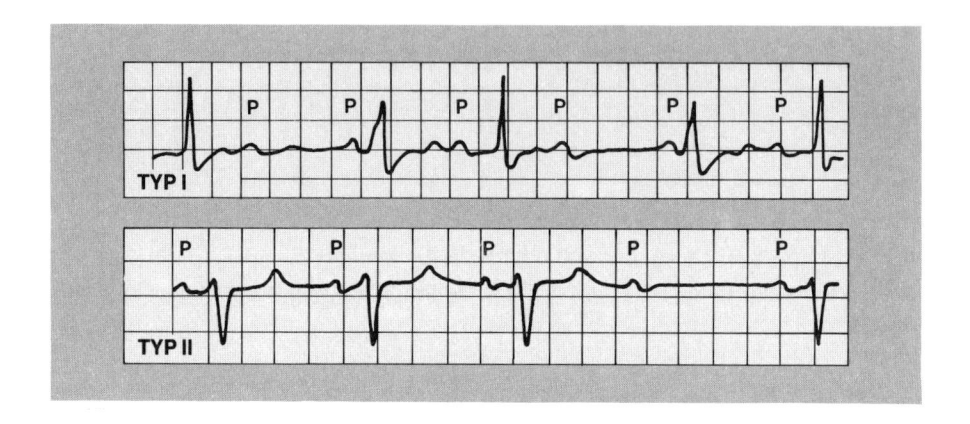

AV-Block III. Grades (»kompletter« AV-Block). P-Wellen regelmäßig, aber dissoziiert von P-Wellen und QRS-Komplex. Normalerweise langsame Herzfrequenz.
Klinische Bedeutung: Ernstes Symptom bei deformiertem QRS-Komplex. Kammerflimmern oder Asystolie können eintreten.
Behandlung: Schrittmacherimplantation.

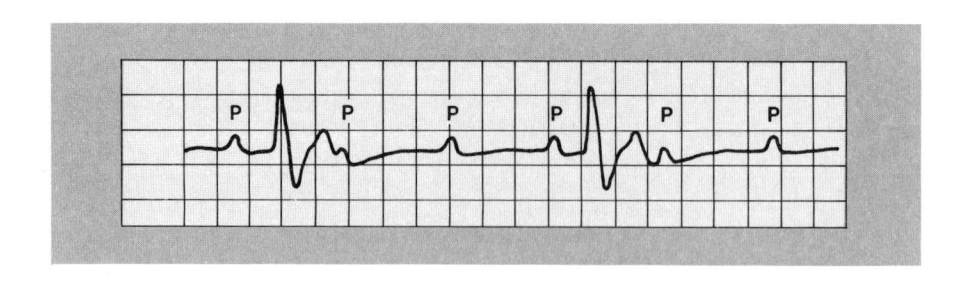

Linksschenkelblock. Sichtbar in Ableitung I oder V_6: Breitgespaltene QRS-Komplexe und deformierte ST-Strecke.
Klinische Bedeutung: Ausdruck einer KHK.
Behandlung: Keine.

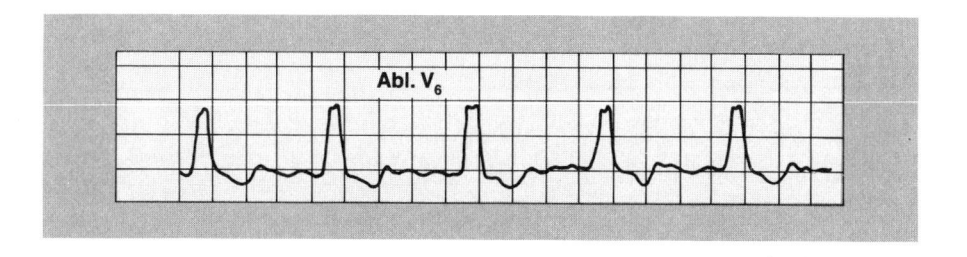

Rechtsschenkelblock. Sichtbar in Ableitung aVR oder V_1. In dieser Abbildung mit normalem Sinusrhythmus. Gespaltene verbreiterte QRS-Komplexe (> 0,11 sec).
Klinische Bedeutung: Meist Zufallsbefund.
Behandlung: Keine.

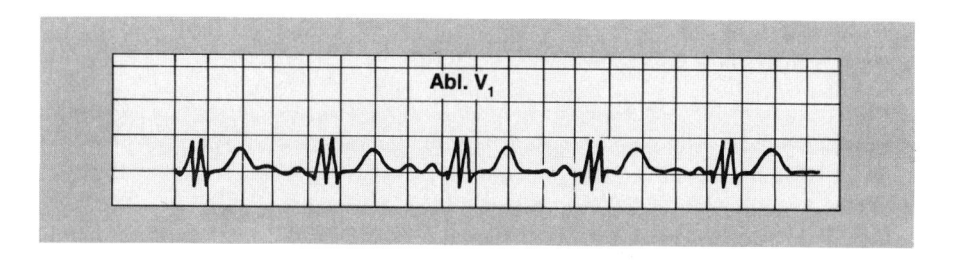

Linksanteriorer Hemiblock. Überdrehter Linkstyp, S in II > R in II.
Klinische Bedeutung: Findet sich gewöhnlich bei Erkrankungen des linken Ventrikels (HKH).
Behandlung: Als alleiniges Blockbild – keine Therapie, bei gleichzeitigem Vorliegen von Rechtsschenkelblock und AV-Block I° relative Schrittmacherindikation.

Schrittmacherrhythmus. Keine sichtbaren P-Wellen, aber direkt vor verändertem QRS-Komplex sichtbarer Schrittmacherimpuls.
Klinische Bedeutung: Befriedigende Kontrolle des Herzrhythmus durch den Schrittmacher. Bei der »demand«-Funktion werden die Schrittmacherimpulse durch ausreichende Eigenfrequenz des Patienten unterdrückt.

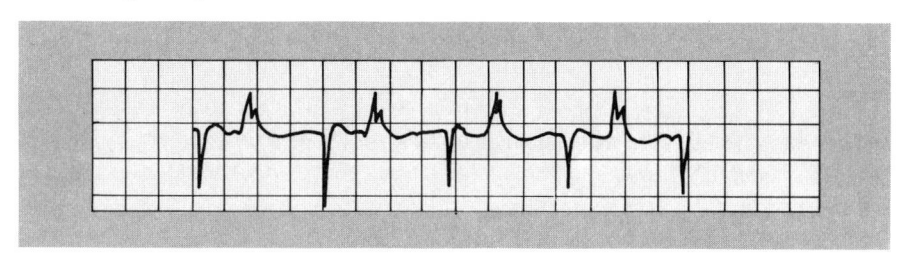

Schrittmacher-Artefakt (atrial)
- Rhythmus regelmäßig
- Schrittmacherimpuls vor jeder P-Welle

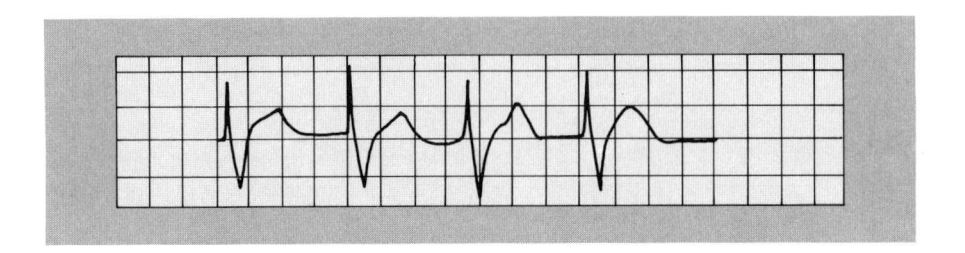

Schrittmacher-Artefakt (ventrikulär)
- Rhythmus regelmäßig
- Schrittmacherimpuls vor jedem QRS-Komplex

Vorhofextrasystolie. Normale P-Zacke und normaler Kammerkomplex, aber unregelmäßiger Rhythmus. Die PQ-Strecke ist bei der Extrasystole leicht verkürzt oder die P-Welle liegt innerhalb des QRS-Komplexes.
Klinische Bedeutung: Im wesentlichen gutartig. Kann einer Vorhoftachykardie, Vorhofflimmern oder -flattern vorausgehen.
Behandlung: Keine.

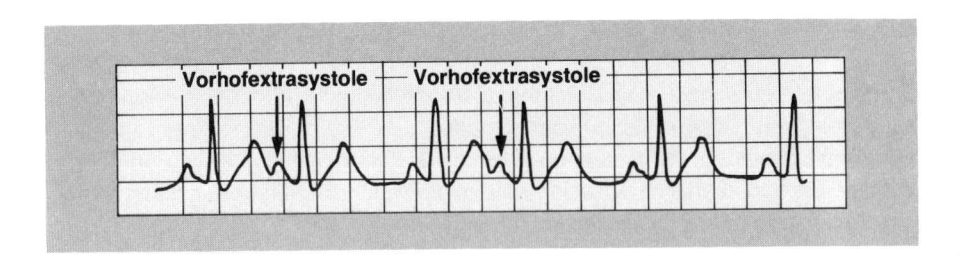

Supraventrikuläre Tachykardie. Normale QRS-Komplexe mit schneller Frequenz und sichtbaren P-Wellen, die bisweilen auch im Kammerkomplex untergehen.
Klinische Bedeutung: Kann spontan auftreten und spontan verschwinden.
Behandlung: Bei längerer Dauer mit hämodynamischer Auswirkung ist eine spezifische Therapie erforderlich.

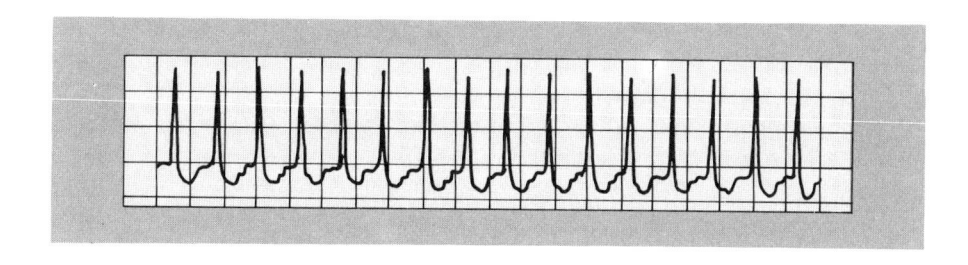

Ventrikuläre Extrasystolen. Abnorme ventrikuläre Extraschläge kommen oft vor, kombiniert mit abnormer T-Welle. Der Extrasystole geht keine P-Zacke voraus.
Klinische Bedeutung: Kann als Vorläufer einer ventrikulären Tachykardie oder eines Kammerflimmerns auftreten.
Behandlung: Die Notwendigkeit, eine ventrikuläre Extrasystole zu behandeln, ergibt sich aus den Umständen des Einzelfalles. Hierbei spielt die Häufigkeit, die Anzahl der Zentren, die Art des Auftretens (salvenartig) der Extrasystolen eine Rolle, deren Ätiologie und der Allgemeinzustand des Patienten. Mögliche Behandlungsarten schließen ein:

1. Überprüfung des Serum-Kaliumspiegels und Erwägung einer Digitalisüberdosierung als mögliche ätiologische Faktoren. Auch kann ein zentraler Venenkatheter oder eine zentralvenöse Sonde Ursache einer kardialen Reizung sein.
2. Lidocain 100 mg i.v., bei Erfolg kann eine Lidocain-Infusion mit 2–4 mg/min notwendig werden.

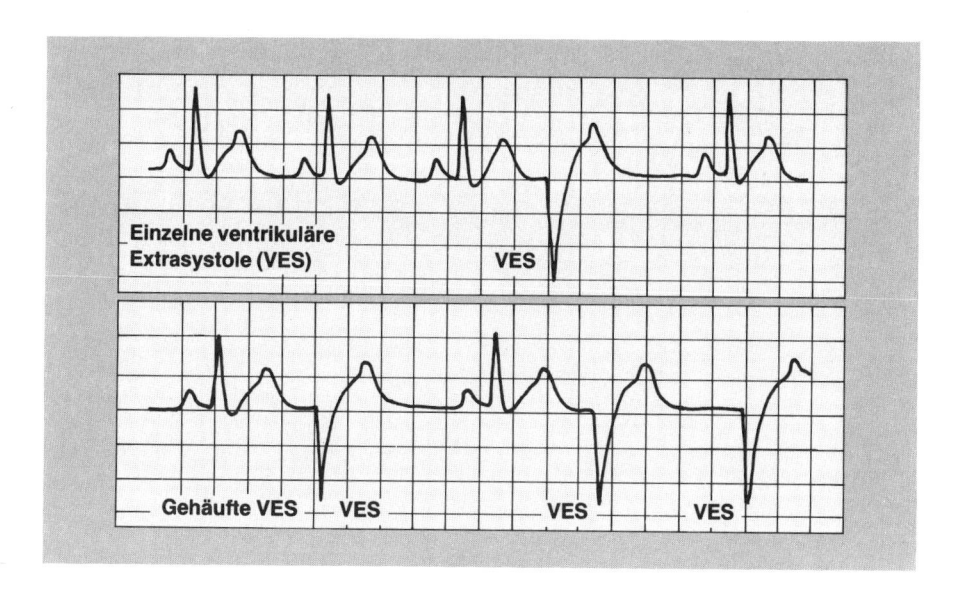

Ventrikuläre Tachykardie. Regelmäßige schnelle Herzfrequenz mit pathologischen Kammerkomplexen. Weitgespaltene QRS-Komplexe häufig zu sehen. Frequenz gewöhnlich 140–180 Schläge/min.
Klinische Bedeutung: Potentiell gefährlich mit Ausnahme der »langsamen« Formen. Hohes Risiko eines Übergangs in Kammerflimmern.
Behandlung:
1. Kardioversion.
2. Lidocain 100 mg i.v.

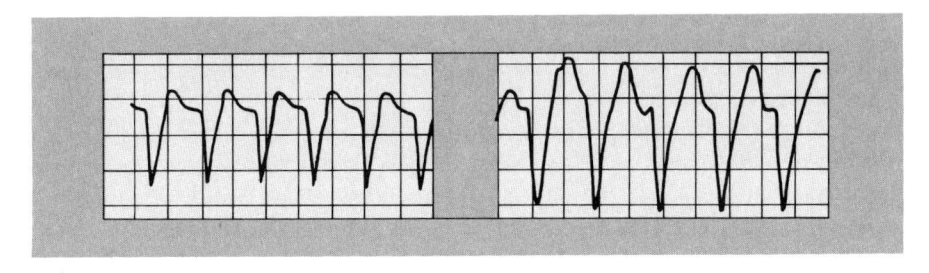

Kammerflimmern. Unregelmäßiges, völlig chaotisches Kammerfrequenzmuster. Hierdurch können vereinzelt QRS-ähnliche Komplexe auftreten.
Klinische Bedeutung: Kreislaufstillstand.
Behandlung: Externe Herzdruckmassage und Defibrillation.

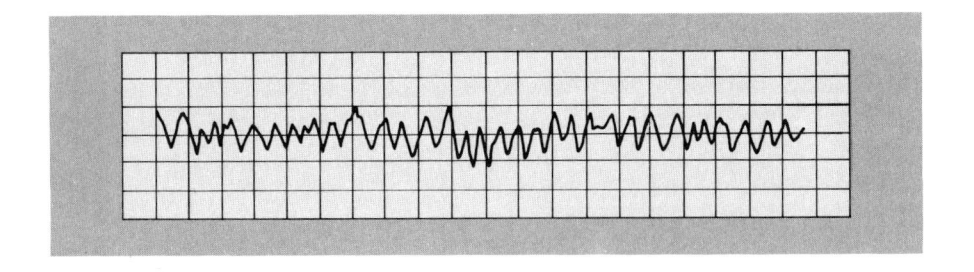

2.1.2 Schematische Wiedergabe der verschiedenen Reizbildungs- und Reizleitungsstörungen

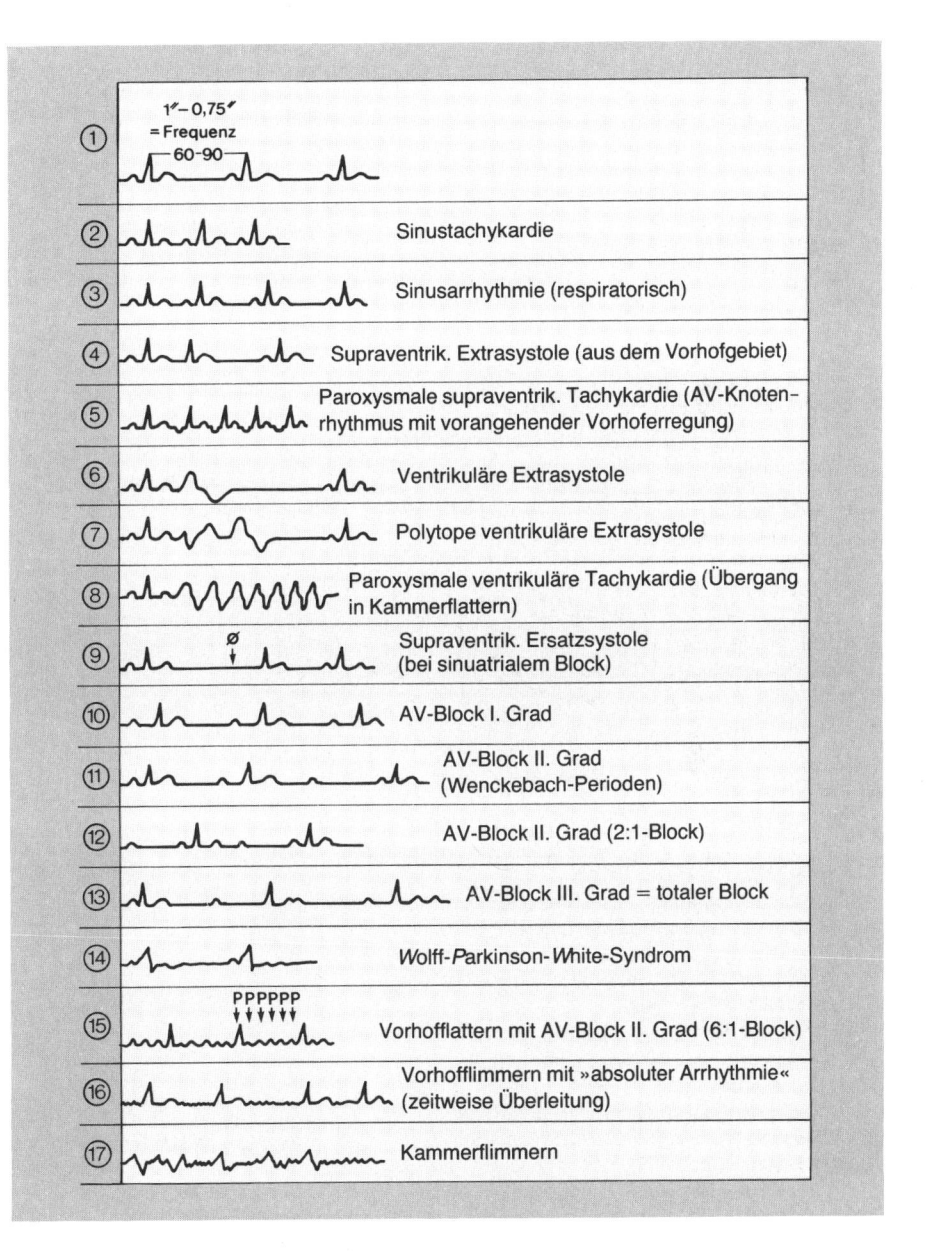

① 1″–0,75″ = Frequenz 60–90

② Sinustachykardie

③ Sinusarrhythmie (respiratorisch)

④ Supraventrik. Extrasystole (aus dem Vorhofgebiet)

⑤ Paroxysmale supraventrik. Tachykardie (AV-Knotenrhythmus mit vorangehender Vorhoferregung)

⑥ Ventrikuläre Extrasystole

⑦ Polytope ventrikuläre Extrasystole

⑧ Paroxysmale ventrikuläre Tachykardie (Übergang in Kammerflattern)

⑨ Supraventrik. Ersatzsystole (bei sinuatrialem Block)

⑩ AV-Block I. Grad

⑪ AV-Block II. Grad (Wenckebach-Perioden)

⑫ AV-Block II. Grad (2:1-Block)

⑬ AV-Block III. Grad = totaler Block

⑭ Wolff-Parkinson-White-Syndrom

⑮ Vorhofflattern mit AV-Block II. Grad (6:1-Block)

⑯ Vorhofflimmern mit »absoluter Arrhythmie« (zeitweise Überleitung)

⑰ Kammerflimmern

2.1.3 Differentialdiagnose von EKG-Veränderungen

Differentialdiagnose der ST-Strecken-Veränderungen	
ST-Senkungen	ST-Elevationen
Koronarsklerose Myokarditis, Koronariitis Digitaliseffekt Toxischer Myokardschaden Tachykardie Hypokaliämie Sekundär, z. B. bei Schenkelblöcken Reflektorisch bedingt bei akuten Oberbauchprozessen (Pankreatitis, Cholezystitis, Ulzera, Gallenkoliken, Hiatushernien) Zerebrale Prozesse, Epilepsie, Psychosen, hypnotische Suggestion Orthostatische Kreislaufdysregulation Schockzustände (herabgesetzter Perfusionsdruck) Hochgradige Anämien Nach Pharmaka und Genußmitteln (z. B. Phenothiazine, Nikotin) Sauerstoffmangelatmung bzw. Aufenthalt in großen Höhen Akute oder chronische CO-Vergiftung Lungenerkrankungen mit erheblicher Funktionseinschränkung Hungerzustand bzw. während der Nahrungsaufnahme	Myokardinfarkt Perikarditis Herzwandaneurysma Lungenembolie Herztumor Elektrolytstörungen Akute Pankreatitis Vagotonie Herzgesunde (als Anomalie) Bei Angina pectoris (Variante nach Prinzmetal)

Differentialdiagnose der T-Wellen-Abflachung bzw. -Inversion
Ischämische Herzkrankheit (mit und ohne Infarkt) Entzündliche Erkrankungen des Myokards und/oder seines Gefäßsystems Pericarditis constrictiva Ventrikuläre Hypertrophie (z. B. bei Klappenfehlern und Hypertonie) Toxische Myokardschädigungen Sympathikotonie Sekundär, z. B. nach Schenkelblöcken, WPW-Syndrom Lageanomalien des Herzens Während der Nahrungsaufnahme Orthostatische Kreislaufdysregulationen Elektrolytstörungen Schockzustände (verminderter Perfusionsdruck) Nach Pharmaka und Genußmitteln (sympathikomimetische Drogen und Nikotin) Sauerstoffmangelatmung bzw. Aufenthalt in großen Höhen Posttachykardiesyndrom

EKG-Veränderungen in Abhängigkeit vom Serum-Kalium-Spiegel

Serum-K-Konzentration – mval/l

- **12,5** — *Bei Hyperkaliämie auftretende Arrhythmien:*
  - Sinusbradykardie
  - Sinusstillstand
  - AV-Block I. Grades
  - Sinusrhythmus
  - Kammereigenrhythmus
  - Kammertachykardie
  - Kammerflimmern
  - Kammerstillstand

  - Kammerflimmern
  - Biphas. Kurvenverlauf
- **10,0** — zunehmende QRST-Verbreiterung
  - ST-Senkung
  - QRST-Verbreiterung
- **7,5** — angehobene T-Welle
- **5,0** — Normalzustand
  - niedrige T-Welle
- **2,5** — *Bei Hypokaliämie auftretende Arrhythmien:*
  - Kammerextrasystolen
  - Vorhoftachykardie
  - Sinustachykardie
  - Kammertachykardie
  - Kammerflimmern

  - AV-Überleitungsverzögerung
  - sinkende ST-Strecke
  - prominente U-Welle
- **0,0**

→ EKG-Veränderungen →

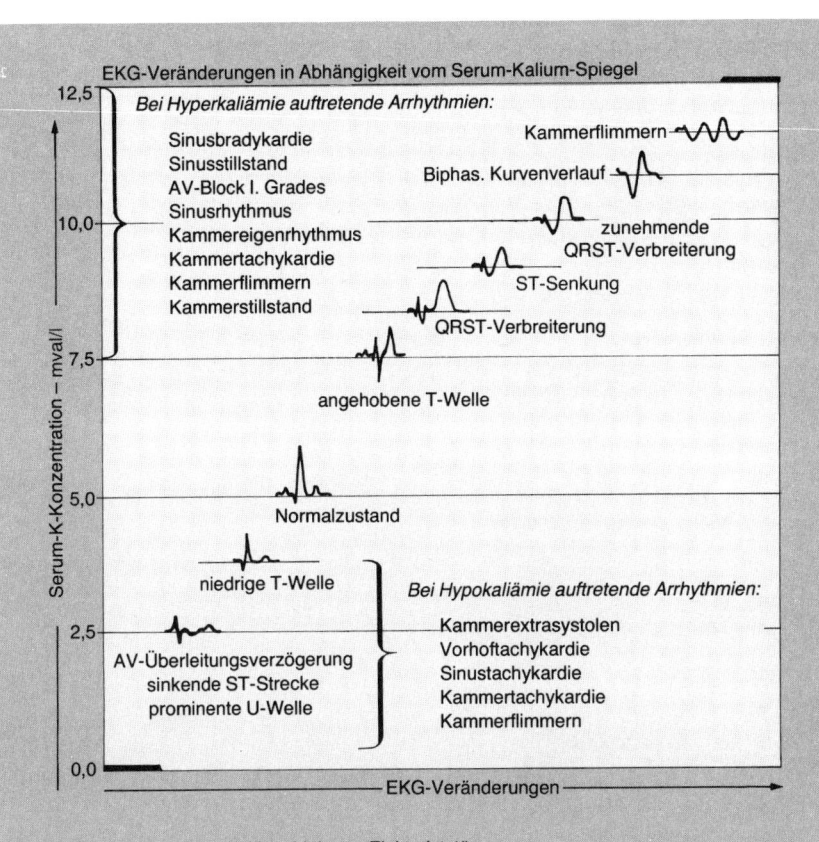

EKG-Veränderungen bei kombinierten Elektrolytstörungen

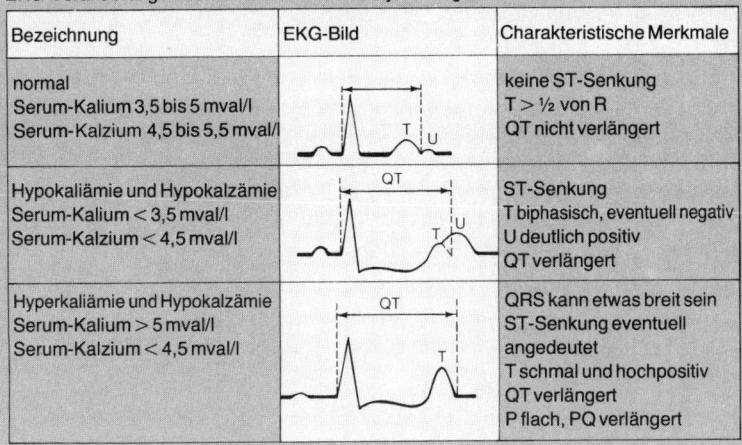

Bezeichnung	EKG-Bild	Charakteristische Merkmale
normal Serum-Kalium 3,5 bis 5 mval/l Serum-Kalzium 4,5 bis 5,5 mval/l	T U	keine ST-Senkung T > ½ von R QT nicht verlängert
Hypokaliämie und Hypokalzämie Serum-Kalium < 3,5 mval/l Serum-Kalzium < 4,5 mval/l	QT T U	ST-Senkung T biphasisch, eventuell negativ U deutlich positiv QT verlängert
Hyperkaliämie und Hypokalzämie Serum-Kalium > 5 mval/l Serum-Kalzium < 4,5 mval/l	QT T	QRS kann etwas breit sein ST-Senkung eventuell angedeutet T schmal und hochpositiv QT verlängert P flach, PQ verlängert

EKG-Veränderungen bei allgemeiner Rechtshypertrophie
Einthoven-Ableitungen: Rechtstyp QRS-Winkel $\alpha > +110°$ RI < RII < RIII und TI > TII > TIII P dextroatriale
Goldberger-Ableitungen: Vertikaltyp aVR: R > 0,5 mV und/oder R/S > 1

Wilson-Ableitungen:
V_1 hohes R
           R > 0,7 mV und/oder
           R/S > 1
           kleines S
           S < 0,2 mV
V_1 OUP[a] > 0,03 sec bzw. 0,07 sec bei R' (bei aufgesplittertem QRS-Komplex)
V_5 u. V_6 kleines R und tiefes S
           S > 0,7 mV
$RV_1 + SV_5$ oder $SV_6 > 1,05$ mV
P dextroatriale

[a] OUP = oberer Umschlagspunkt

2.2 Zentraler Venendruck

a) Prinzip
- Messung des intravasalen Druckes im großen, intrathorakalen, klappenlosen Venensystem, am günstigsten in der V. cava superior vor ihrer Einmündung in den Vorhof.
- Die Höhe des zentralen Venendruckes (Normbereich 3–8 mmHg) hängt vom Blutvolumen, von dem Funktionszustand des rechten Herzens, vom intrathorakalen Druck und vom Venentonus ab.

Blutvolumen
Es besteht eine physiologische, direkte lineare Abhängigkeit des ZVD vom Blutvolumen unter folgenden Voraussetzungen:
– Normfunktion des rechten Herzens
– Unbehinderter Blutfluß im kleinen Kreislauf
– Normaler und konstanter intrathorakaler Mitteldruck
– Normaler Venentonus
Sind diese Voraussetzungen nicht gegeben, so ist der Rückschluß von Veränderungen des zentralen Venendruckes auf Veränderungen des Blutvolumens nicht mehr statthaft.

Funktionszustand des rechten Herzens
Herzinsuffizienz steigert den Venendruck über den vom zirkulierenden Blutvolumen her zu erwartenden Wert.
Perikardtamponade oder Perikardkonstriktion steigert den ZVD über den vom Blutvolumen zu erwartenden Wert.

Blutfluß im kleinen Kreislauf
Lungenarterienembolie steigert den ZVD über den vom Blutvolumen zu erwartenden Wert.

Intrathorakale Drucksteigerung steigert den ZVD
Überdruckbeatmung, insbesondere Beatmung mit endexspiratorischem Druck (PEEP)
Spannungspneumothorax

Venentonus
Gesteigerter Venentonus (endogene Katecholaminausschüttung, Therapie mit vasopressorischen Katecholaminen wie Noradrenalin und Dopamin) steigert den Venendruck über den vom Blutvolumen zu erwartenden Wert.

- Im manifesten Kreislaufschock besteht keine Korrelation zwischen Blutvolumen und Absolutwert des ZVD. Der Wert der ZVD-Kontrolle im Schock besteht darin, daß seine Veränderungen unter Volumenzufuhr eine Steuergröße der Volumentherapie darstellen können.
- Die Höhe des ZVD ist unter bestimmten Voraussetzungen auch als Meßgröße des Bestandes an Extrazellulärflüssigkeit, also des Hydratationszustandes zu interpretieren.

Die Beziehung des ZVD zum *Flüssigkeitshaushalt* ist nicht so eindeutig wie die zum Blutvolumen, insbesondere wenn Veränderungen langsam eintreten.

Der Rückschluß vom ZVD auf den Flüssigkeitshaushalt setzt voraus, daß

a) der ZVD das Blutvolumen wiedergibt
b) die Extrazellulärflüssigkeit zwischen Intravasalraum (Blutvolumen) und Extravasalraum physiologisch verteilt ist und somit Veränderungen des Blutvolumens als Subkompartment des Extrazellulärraumes repräsentativ sind für Veränderungen der gesamten Extrazellulärflüssigkeit.

Der ZVD ist also nur dann aussagekräftig für den Flüssigkeitshaushalt, wenn die Voraussetzungen für eine physiologische Verteilung der Extrazellulärflüssigkeit gegeben sind. Diese Voraussetzungen lauten:
Normaler onkotischer Druck
Normaler hydrostatischer Kapillardruck
Intakte Kapillarpermeabilität

Niedriger onkotischer Druck, erhöhter Kapillardruck oder gesteigerte Kapillarpermeabilität verursachen Flüssigkeitsverschiebungen in den Extravasalraum oder Flüssigkeitssequestration in dritte Räume. Dadurch entsteht Hypovolämie mit niedrigem ZVD, trotz normalem oder erhöhtem Gesamtkörperwasser.

b) Indikation
- Überwachung und Erkennung von Störungen des Intravasalvolumens und Flüssigkeitshaushaltes bei Schwerkranken.
- Überwachung der Infusionstherapie:
  Bilanzierung des Wasser-Elektrolyt-Haushaltes
  Parenterale Ernährung
  Forcierte Diurese
- Überwachung und Steuerung der Volumensubstitution bei:
  Gastrointestinalen Blutungen
  Akutem Abdomen
  Schock
  Akuter Niereninsuffizienz
  Extrakorporaler Hämodialyse, Hämoperfusion
  Respiratortherapie

c) Interpretation der Meßergebnisse
ZVD-Erhöhung
- Mechanische Einflußbehinderung (raumfordernde Prozesse im Halsbereich und Mediastinum, Thoraxaperturkompressionssyndrom, Perikarderguß, Perikardtamponade, Panzerherz)
- Kardiale Einflußbehinderung (akute und chronische Rechtsherzinsuffizienz, angeborene und erworbene Herz- und Herzklappenfehler, Vorhoftumoren, im Gefolge einer Linksherzinsuffizienz)
- Intrathorakale Druckänderungen (Husten, Pressen, Pneumothorax, maschinelle Ventilation)
- Einengung der Lungenstrombahn (akutes Cor pulmonale)
- Hypervolämie (Überwässerung, überschießende Infusionen und Transfusionen)
- Medikamente (Katecholamine, periphere Kreislaufmittel, α-Rezeptoren-stimulierende Pharmaka)

ZVD-Erniedrigung
- Akuter und chronischer Blutverlust (Trauma, intestinale und urogenitale Blutungen, chronische Anämien)
- Exsikkose (unzureichende Flüssigkeitszufuhr, chronische Diarrhoe, häufiges Erbrechen, starkes Schwitzen, Coma diabeticum, Diabetes insipidus, intestinale Fisteln, Nierenerkrankungen mit Polyurie)
- Überschießende Diuretikabehandlung (Diuretikabehandlung bei Herzinsuffizienz

und Leberzirrhose, forcierte Diurese bei Intoxikationen)
- Kachexie
- α-Rezeptoren-blockierende Substanzen (Vasodilatatoren)

d) Komplikationen und Fehlinterpretationen
- Fehlinterpretationen durch technische Fehler:
Fehllage der Katheterspitze
Fehlerhafte Nullpunkteinstellung
Abknickung im Katheterverlauf
Thrombosierung an der Katheterspitze
Vorschnelles Ablesen vor Druckausgleich
Ablesen während Husten und Pressen des Patienten

Beachte: Durchgängigkeit des Venenkatheters überprüfen, auch auf Übertragung von Druck-, Puls- und Atemschwankungen auf die Wassersäule achten.

- Fehlinterpretation durch intellektuelle Fehler:
Mangelhafte Kenntnis der komplexen Einflußgrößen
Nichtbeachtung technischer Fehlermöglichkeiten in der Auswertung erhöhter Werte

Beachte: Der ZVD hat einen breiten Normbereich, d. h. einem normalen Volumen können Druckwerte in einem weiten Bereich entsprechen. Abgesehen von eindeutigen Abweichungen aus dem Normbereich ist daher die Verlaufskontrolle des zentralen Venendruckes aussagekräftiger als der einzelne Absolutwert.

Folgende nicht durch Volumenschwankung bedingte Änderungen des zentralen Venendruckes müssen einkalkuliert werden:

Lageveränderung
Überdruckbeatmung
Änderung des Pleuradruckes
Funktionszustand des rechten Herzens
Obstruktion pulmonaler Gefäße
Venentonusveränderungen

2.3 Arterielle Blutdruckmessung

2.3.1 Arterienpunktion

Für die Arterienpunktion eignet sich besonders die linke *Art. radialis* (Sie weist eine geringere Gefahr der Auslösung zentraler Embolien als die rechte auf!).
Art. axillaris, subclavia, brachialis oder femoralis sollten wegen höherer Komplikationsraten nur in Ausnahmefällen punktiert werden!
Alternativ für die Radialispunktion kann entweder die Art. ulnaris (bei garantiertem

ausreichenden Kollateralkreislauf über die Art. radialis) oder die Art. dorsalis pedis gewählt werden.
Bei Kanülierung der Art. dorsalis pedis ist zu beachten, daß ihr Puls gegenüber dem der Art. radialis um ca. 0,1 sec verzögert auftritt, ihr Druck um 5–10 mmHg höher liegt und die Pulskurve keine Inzisur aufweist!

Die Radialispunktion (prinzipiell alle Arterienpunktionen) *kann nützlich sein für:*
- Kontinuierliche invasive Blutdruckmessung
- Wiederholte Blutentnahmen (Blutgasanalysen und/oder andere Laboruntersuchungen)
- Pulsfrequenzmessung
- HZV-Bestimmung (Methode: Fick)
- Puls-Triggerung bei Einsatz von IABP (intraaortale Ballonpumpe)

Komplikationen der Arterienpunktion
- Hämatom nach Entfernung der Kanüle (19–83 %)
- Thrombose: bis zu 38 % nach > 2 h Liegedauer der Kanüle – selbst bei Spülen!
- Ischämische Läsionen, die eine operative Intervention erforderlich machen (0,2–0,6 %)
- Gangrän
- Arteriovenöse Fisteln
- Aneurysma
- Arterienspasmus
- Infektion

Wegen der nicht unerheblichen Komplikationsrate der Art.-radialis-Punktion sollten vorher Funktionskontrollen durch den »*Allen*-Test« – besser nach *Brodsky* – durchgeführt werden.

1. Allen-Test:
A. radialis u. A. ulnaris werden manuell komprimiert, der Patient öffnet u. schließt die Hand mehrere Male. Die Handfläche wird bleich. Bei Freigabe der A. ulnaris tritt innerhalb einiger Sekunden eine gute Durchblutung der Handfläche ein. Überschreitet diese Zeit 15 Sekunden, muß man eine unzureichende Funktion des Arcus palmaris annehmen.
Nachteile: erfordert die Mitarbeit des Patienten, ist nicht ganz zuverlässig, da eine verzögerte Durchblutung bei Spreizung der Finger und Überstreckung der Hand infolge Drucks der Palmarisfaszie auf den Arcus palmaris vorliegen kann.

2. Brodsky-Test:
Ein Pulsabnehmer wird auf die Daumenkuppe gelegt, um den Flow während der Kom-

pression der Art.-radialis und -ulnaris zu prüfen. Der Meßvorgang wird wiederholt bei komprimierter Art. radialis und freigegebener Art. ulnaris.
Nach Freigabe der Art. ulnaris sollte ein ausreichender Kollateralkreislauf, durch eine entsprechende Pulskurve dokumentiert, sichtbar werden.
Genauso gut oder besser als der Pulsabnehmer eignet sich die Doppler-Sonde für die Untersuchung.
In bis zu 3 % fallen Allen- bzw. Brodsky-Test positiv aus – d. h. die Punktion der Art. radialis stellt eine Kontraindikation dar.

Katheterwahl
Plastikkanülen, Typ Abbocath, Mugiocath, Medicut, Vygon, Venflon (Viggo) etc. Die Thrombosefrequenz wird verringert durch:
– Wahl einer Kanüle mit kleinem Durchmesser
– kurze Verweildauer

Spülen mit heparinisierten Lösungen
kann die Durchgängigkeit von Kanülen über längere Zeit erhalten.
Zu beachten ist, daß konzentrierte Heparinlösung Vasospasmen auslösen kann!
Beispiele von Spüllösungen:
– 500 ml Glukose 5 % mit 1000 E Heparin
– 500 ml NaCl 0,9 % mit 1000 E Heparin
Beim Intraflo-System, einem automatischen Spülsystem, ist zu vermeiden, daß das Flush-Ventil länger als 2 sec geöffnet bleibt. Es könnten sonst etwaige Thromben durch den hohen Flow gelöst werden (Hirnemboliegefahr!).

Vorsichtsmaßnahmen vor, bei und nach der Arterienpunktion
– Brodsky- oder Allen-Test
– Strengste Asepsis
– Punktionsstelle und Kanülenöffnung(en) trockenhalten!
– Kontrollen der Fingerdurchblutung bei Radialis- oder Ulnarispunktion (am besten mit Doppler-Sonde!)
– Auf sichere Verbindungen (Luer-Lock!) achten, da sonst stets die Gefahr der artefiziellen Blutung!

Entfernung der Kanüle
Man schließt an die Arterienkanüle eine 10 ml Luftspritze (Luer-Lock) an und zieht dann, während das Gefäß proximal und distal der Punktionsstelle digital komprimiert wird, die Kanüle langsam unter konstantem Sog heraus.
Mit dieser Methode gelingt es oft, Thromben, die von der Arterienkanülierung stammen – aber nicht unbedingt das Gefäß verschließen müssen –, zu entfernen.
Es empfiehlt sich, die Überprüfung der Gefäßfunktion (Durchgängigkeit) mittels Puls-

abnehmer – besser Doppler-Sonde – täglich einmal sowie auch nach Entfernen der Arterienkanüle durchzuführen.

Indikationen für kontinuierliche arterielle Druckmessung:
1. Allgemeine Intensivmedizin
– Alle Schockformen
– Hypertone Krisen
– Therapiekontrolle bei Vasodilatantien, Katecholaminen u.a.

2. Spezielle Intensivmedizin
– Alle Patienten in instabiler Kreislaufsituation (Schock)
– Verbrennungspatienten
– Beatmungspatienten (BGA-Kontrolle)
– Postoperative Kontrolle nach großen Eingriffen
– Intraoperativ: Herzchirurgie, große Gefäßchirurgie, Neurochirurgie
  Große abdominelle Eingriffe: Darmresektionen, Zweihöhleneingriffe, Pankreaschirurgie, Resektionen vasoaktiver Tumoren (Phäochromozytom)
  HNO, Urologie: ausgedehnte Eingriffe
– Kontrollierte Blutdrucksenkung

Komplikationen der arteriellen Blutdruckmessung
– Anlagebedingte Risikofaktoren: Gefäßhypoplasien, ungenügender Kollateralkreislauf
– Funktionelle Risikofaktoren: Gefäßspasmen, lokale Stase durch Hypovolämie oder Hypothermie
– Materialbedingte Risikofaktoren: Traumatische Punktion, inadäquate Katheterdurchmesser, Kathetermaterial
– Zeitlich bedingte Risikofaktoren: Verweildauer des Katheters
– Pflegerisch bedingte Fehlinjektionen: Unzureichende Spülung, Infektionen, die eventuell zur Sepsis führen können

Maßnahmen zur Vermeidung von Infektionen
– Katheterisierung unter sterilen Bedingungen
– Favorisierung der perkutanen Punktion gegenüber der chirurgischen Freilegung
– Tägliche Inspektion des Punktionsortes und neues Abdecken
– Wechsel der 3-Wege-Hähne und des Spülsystems alle 24 Stunden
– Peinliche Sauberkeit bei Manipulationen am Katheter und bei Blutentnahmen
– Bei den ersten infektionsverdächtigen Anzeichen ist der arterielle Katheter zu entfernen

2.3.2 System zur kontinuierlichen Druckmessung

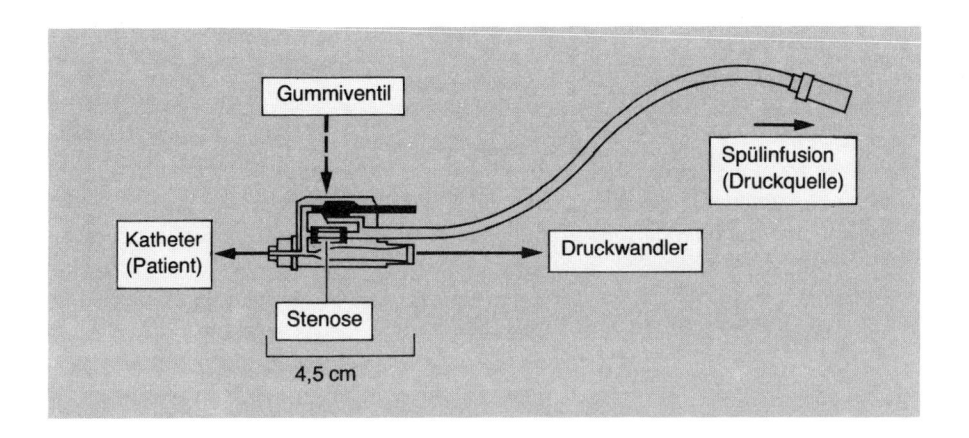

Die Abbildung zeigt ein Schema des Intraflo-Katheters. Das eigentliche Kernstück des Systems – ungefähr 4,5 cm groß – wird kontinuierlich mit 300 mmHg Druck durchspült. Im Kernstück befindet sich eine Stenosestelle, so daß der Fluß der Spülflüssigkeit sehr gering bleibt. Diese Stenosestelle kann durch Zug an einem Gummiventil kurzfristig überbrückt werden. Druckwandler und Meßkatheter lassen sich direkt an das Kernstück anschließen.

Zusammenstellung und Überprüfung des Systems
1. Mit steriler physiologischer Kochsalzlösung (u. Heparinzusatz), die aus einem Plastikbeutel (armiert mit einer Druckmanschette) unter geringem Druck fließt, füllt man das Infusionsgerät. Dabei ist darauf zu achten, daß keine Luftblasen im System auftreten! Man schließt die Schlauchklemme und pumpt anschließend die Druckmanschette auf ca. 300 mmHg.
2. Nun wird das gefüllte Infusionsgerät mit dem dafür vorgesehenen Anschluß an das Intraflo gekoppelt.
Beachte: das Intraflo-System ist mit und ohne Filter erhältlich. Der Filter soll ein Abfangen von Mikropartikeln garantieren und somit einem Verstopfen des Systems vorbeugen. Der Filter würde gegebenenfalls zwischen Ende des Infusionsgerätes und Intraflo geschlossen.
3. Man entfernt den Dom des Druckwandlers und verbindet ihn mit dem Intraflo. Durch Zug an dem Flush-Gummiventil wird dieses geöffnet. Daraus resultiert eine kräftige Spülung, die imstande ist, etwaige Luftblasen zu entfernen (s. Abbildung a auf Seite 81).
4. Der Dom des Druckwandlers sollte senkrecht so gehalten werden, daß die Spüllösung oben überfließt. Damit kann die Luft aus dem System eliminiert werden.

Druckwandler und Dom können nunmehr miteinander verbunden werden. Besitzt der Transducer einen Seitenarm, so muß dieser nach Spülen verschlossen werden (Luftemboliegefahr!) (s. Abbildung b auf Seite 81).
5. Man läßt Blut durch den Katheter zurückströmen und schließt ihn dann an das Intraflo, das leicht spülen sollte, an.
6. Nach kurzem kräftigen Spülen ist die Tropfgeschwindigkeit der Spüllösung festzulegen.
7. Das System muß nun auf seine Intaktheit überprüft werden. Das geschieht durch schnelles Öffnen und Schließen des Flush-Ventils. Es hat dann auf dem Oszilloskop oder Schreiber bei diesem »square wave test« die typische Rechteckkurvenform aufzutauchen (s. Abbildung c auf Seite 81).
Eine pathologische Kurvenform spricht für Luftblasen, Wandständigkeit der Kanüle, Koagel oder Mikropartikel im System. Diese »Dämpfungsfaktoren« müssen umgehend entfernt werden, da sie die Meßergebnisse verfälschen! (s. Abbildung c auf Seite 81).
8. Nach ca. 1 Minute ist die Tropfenzahl nochmals zu überprüfen, um Systemundichtigkeiten feststellen zu können.

Selbst kleinste Systemundichtigkeiten können eine erhebliche Falschschätzung des aktuellen Spülflows verursachen!
Intraflo-Systeme sind für verschiedene Spülgeschwindigkeiten (3–30 ml) erhältlich.

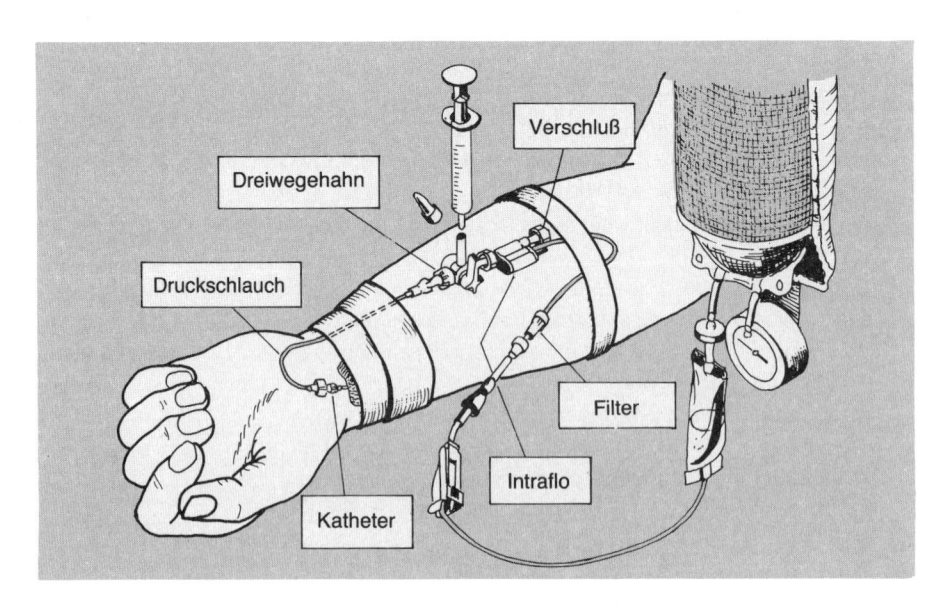

▷

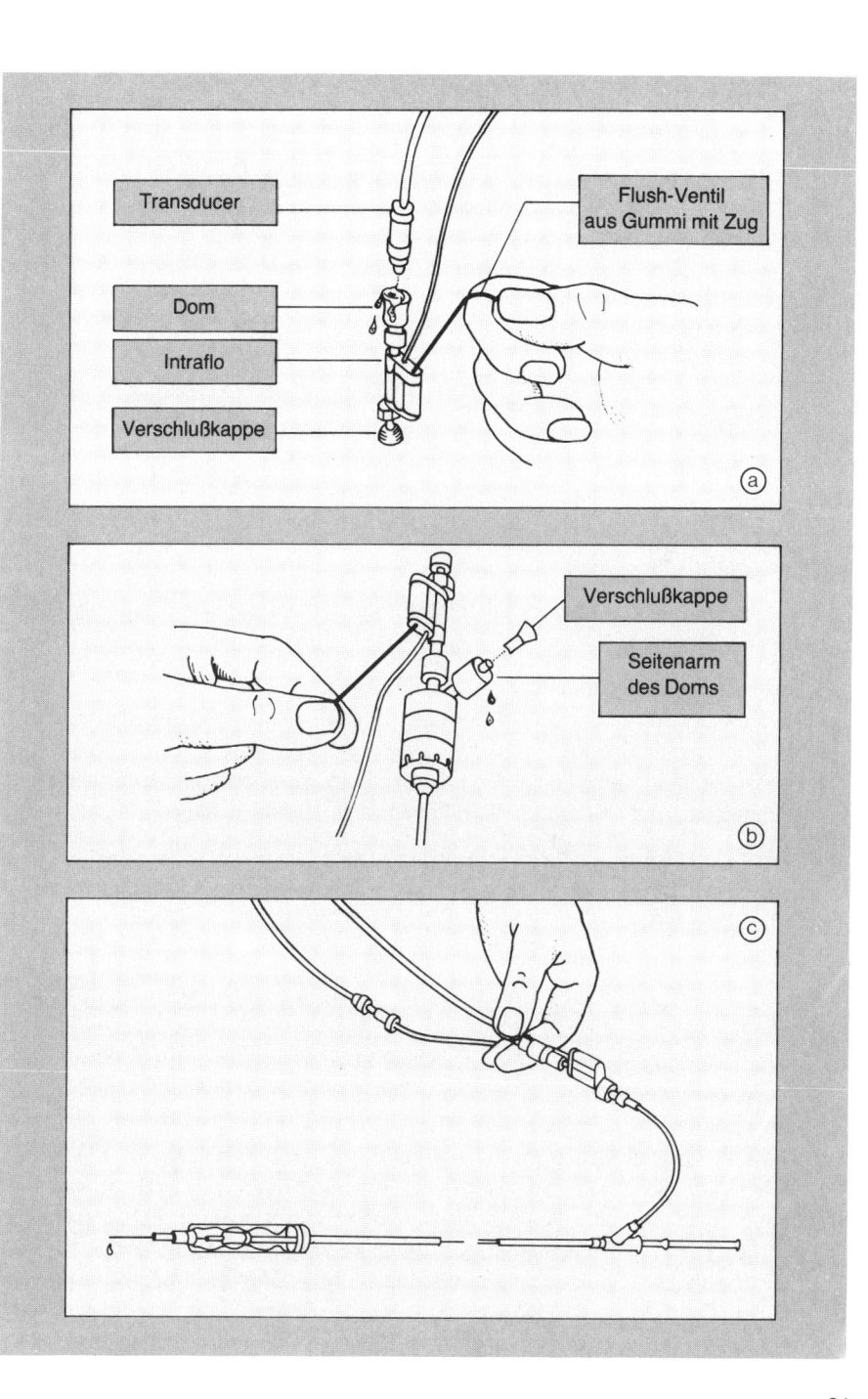

ⓐ
- Transducer
- Dom
- Intraflo
- Verschlußkappe
- Flush-Ventil aus Gummi mit Zug

ⓑ
- Verschlußkappe
- Seitenarm des Doms

ⓒ

2.4 Rechtsherzkatheterisierung mittels SWAN-GANZ-Katheter

Prinzip
- Messung des pulmonalarteriellen und pulmonalkapillaren Druckes
- Bestimmung des Herzminutenvolumens
- Messung der Sauerstoffsättigungswerte

Indikation und Aussagemöglichkeiten
1. Nachweis oder Ausschluß einer pulmonalen Hypertonie
- Cor pulmonale
- Druckerhöhung in der A. pulmonalis bei linksventrikulärer Funktionseinschränkung und bei Vitien

2. Funktionsdiagnose der verschiedenen Stadien der Herzinsuffizienz
- Kontraktionsminderung des Myokards (»Präinsuffizienz«)
- Latente Herzinsuffizienz (Belastungsinsuffizienz)
- Manifeste Herzinsuffizienz

3. Verlaufskontrollen bei Herzerkrankungen, quantitative Beurteilung von therapeutischen Maßnahmen

4. Überwachung von Patienten auf Intensivstationen
- Früherkennung und quantitative Beurteilung einer akuten Herzinsuffizienz bzw. eines kardiogenen Schocks.
- Diagnose weiterer Komplikationen, z. B. Septumperforation, Papillarmuskelabriß
- Therapiekontrolle bei Sepsis, ARDS, Pankreatitis, Nierenversagen.

5. Diagnose von Klappenerkrankungen des rechten Herzens, linken Herzens und Shunt-Vitien, vergleichende Kontrolluntersuchungen zur Beurteilung des Operationsergebnisses.

Einführen des Katheters (unter EKG-Kontrolle)
1. Der Katheter ist entweder perkutan mittels Führungsnadel oder nach Seldinger Technik – bei sehr schlechten Venenverhältnissen evtl. auch mittels Venae sectio – einzuführen.
2. Sollte der Katheter sich schwer vorschieben lassen, kann u.U. ein »Steifermachen« durch langsame Injektion von kalter Kochsalzlösung das Problem lösen.
3. Wenn die Katheterspitze den Bereich der oberen Hohlvene erreicht hat, sollte der Ballon zur Hälfte gefüllt werden, um das weitere Vorschieben zu erleichtern.
4. Vorsichtig muß er dann durch V. cava superior und re. Vorhof – unter Kontrolle der typischen Druckkurven am Monitor – vorbewegt werden.
5. Wenn der Katheter den re. Vorhof erreicht hat, sollte man ihn zur Gänze aufblasen.

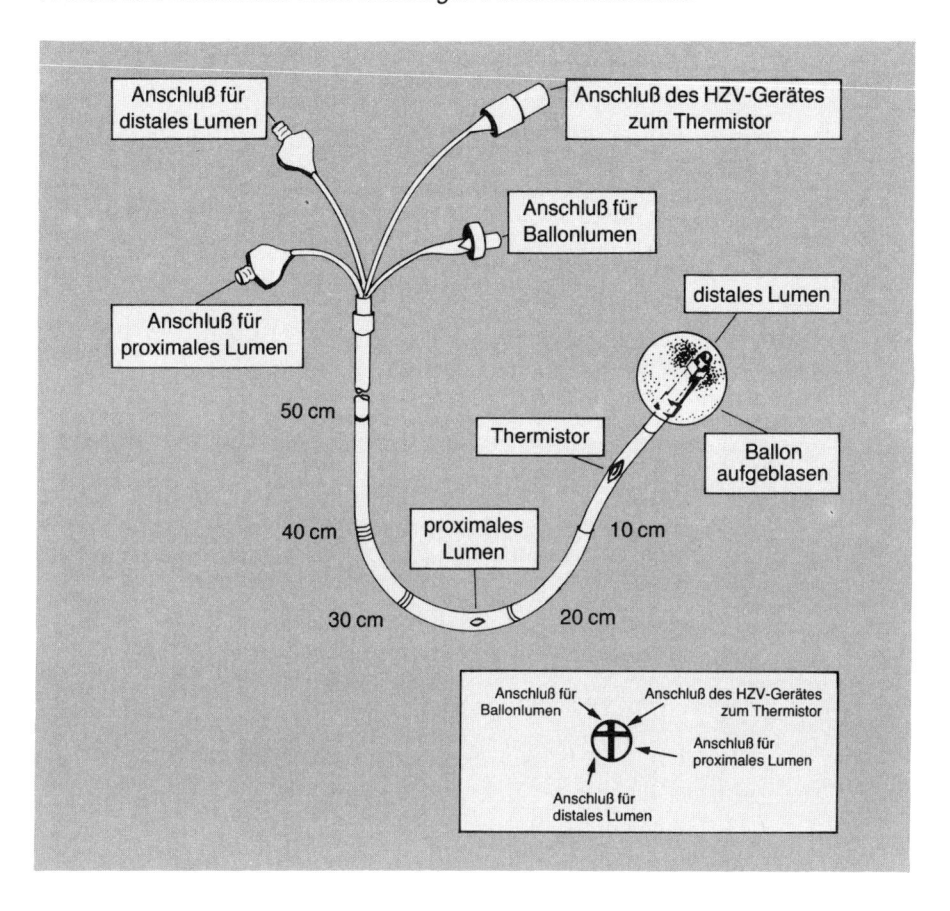

Ansicht und Querschnitt eines vierlumigen Pulmonaliskatheters

6. Unter kontinuierlicher Kontrolle von Druckkurve und EKG wird der Katheter weiter vorgeschoben (re. Ventrikel → Art. pulmonalis).
7. Wenn trotz Vorschiebens des Katheters mit aufgeblasenem Ballon das Auffinden der Art. pulmonalis nicht gelingt, so ist der Katheter in den re. Vorhof zurückzuziehen. Dann sollte ein neuer Versuch unternommen werden (Druckkurve und EKG beachten!)

Druckverlauf beim Vorschieben des Pulmonaliskatheters

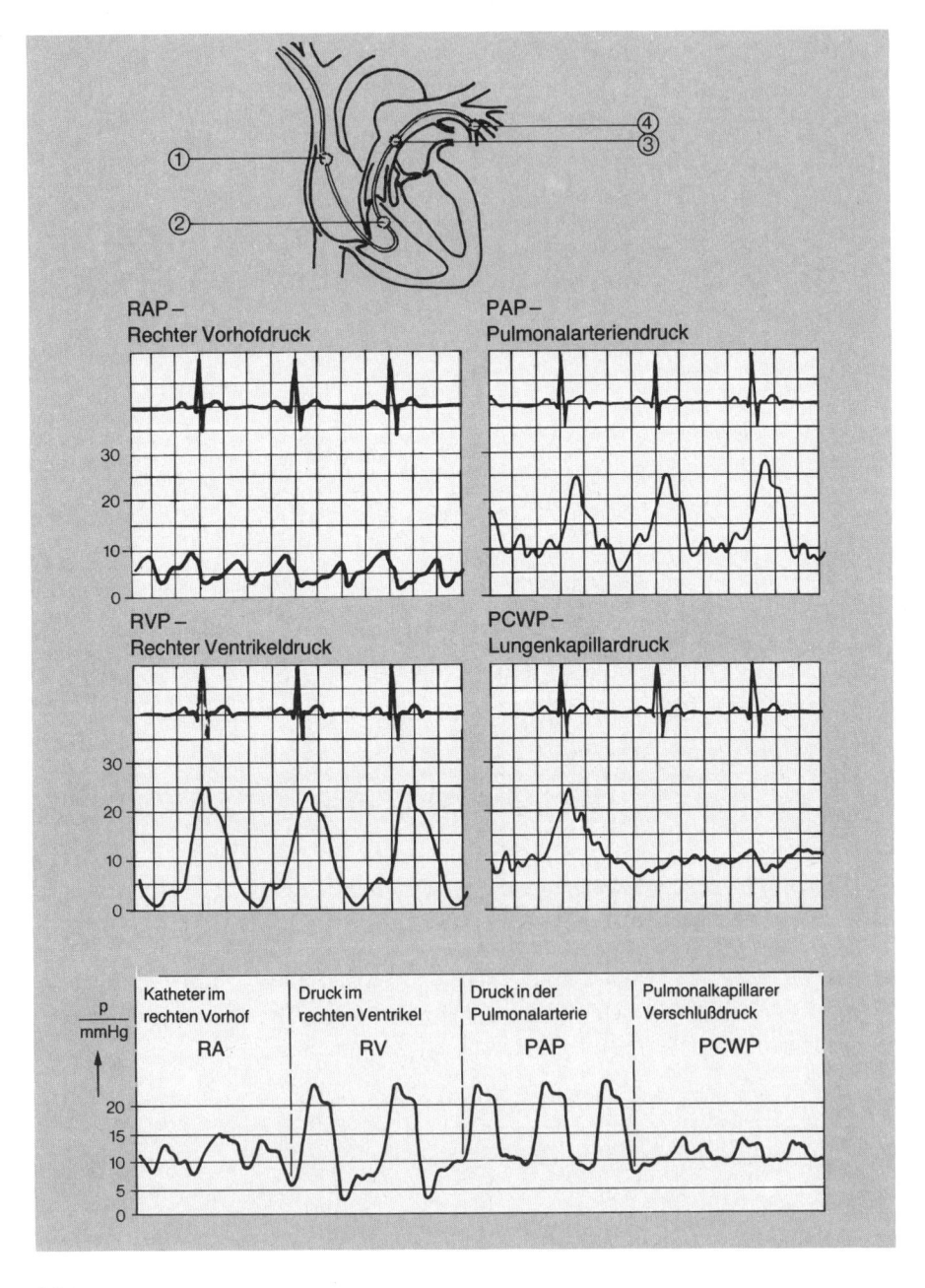

**RAP –
Rechter Vorhofdruck**

**PAP –
Pulmonalarteriendruck**

**RVP –
Rechter Ventrikeldruck**

**PCWP –
Lungenkapillardruck**

p/mmHg	Katheter im rechten Vorhof	Druck im rechten Ventrikel	Druck in der Pulmonalarterie	Pulmonalkapillarer Verschlußdruck
	RA	RV	PAP	PCWP

84

◁ RA = rechter Vorhof, RV = rechte Kammer, PA = Pulmonalarterie, PCW(P) = Pulmonalkapillar-Wedge-(Druck)

Empfehlung
- Wenn der Katheter von der V. jugularis int. dextra eingeführt wird, sollte die Markierung »50 cm« am Katheter nicht überschritten werden!
- Wenn der Katheter von der re. V. mediana cubiti eingeführt wird, sollte die Markierung »70 cm« am Katheter nicht überschritten werden!
- Wenn der Katheter von der li. V. mediana cubiti eingeführt wird, sollte die Markierung »80 cm« am Katheter nicht überschritten werden!

Gelingt es unter Beachtung dieser Kriterien nicht, die »wedge-position« aufzufinden, dann sollte man den diastolischen PAP als Parameter für den PCWP wählen. Dies ist allerdings nur unter der Voraussetzung zulässig, daß ein normaler pulmonalvaskulärer Widerstand (PVR) vorliegt!

- Wenn sich der Katheter (mit aufgeblasenem Ballon) in »wedge-position« befindet, soll der Druck abgelesen und anschließend der Ballon wieder vollständig entlastet werden.
- Nach der Entlastung des Ballons kann der Katheter gelegentlich zurückrutschen – sogar in den re. Ventrikel – und Arrhythmien auslösen. Es empfiehlt sich daher evtl., den Katheter nach Entlastung des Ballons um 1–2 cm vorzuschieben; das kann u. U. allerdings schon zu einer peripheren Dislokation der Katheterspitze führen. Verschließt dabei – im Extremfall – die Katheterspitze das Gefäß (»tip-wedging«), so besteht die Gefahr einer Lungeninfarzierung.

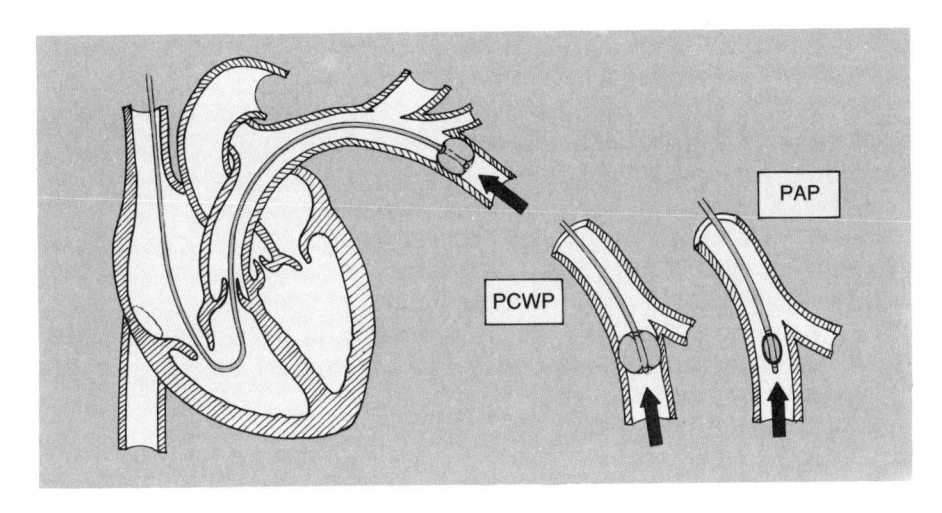

Komplikationsmöglichkeiten
- Thrombophlebitiden durch Intimaschädigungen! Sepsis!
  Deshalb: *nie versuchen, den Katheter mit Gewalt vorzuschieben!*
- Pulmonalembolie
- Lungeninfarkt
- Perforationen
- Kathetersepsis
- Verknotung, Schlingenbildung, Abknicken des Katheters:
  Der Verdacht auf Vorliegen einer dieser drei Komplikationsmöglichkeiten sollte immer dann auftauchen, wenn nach mehr als 10–15 cm Kathetervorschub vom re. Vorhof zur re. Kammer keine charakteristische Ventrikeldruckkurve zur Darstellung kommt. Das gleiche gilt sinngemäß für re. Ventrikel und Art. pulmonalis. Abknicken des Katheters führt üblicherweise zu einer Abflachung der Druckkurve.
  Beseitigung von Schlingenbildung und Abknicken des Katheters: Zurückzug bis in den re. Vorhof, dann neuerliches Vorschieben.
  Wird eine Verknotung vermutet, muß der Katheter vorsichtig zurückgezogen werden, was im Regelfall auch gelingt. Unter Röntgen-Durchleuchtung sollte die jeweilige Knotenlokalisation innerhalb des Gefäßsystems ausgemacht und beim Rückzugmanöver verfolgt werden (dabei nie Gewalt anwenden!) Zur Entfernung des geknoteten Katheters ist meist eine V. sectio erforderlich.
- Verstopfen des Katheterlumens:
  Ein offenes Katheterlumen muß zur Wiedergabe der Druckwerte stets garantiert sein. Verschließen des Katheters deutet sich ebenso wie Anliegen der Katheterspitze durch Abflachung (Dämpfung) der Kurvenform an. Dieses Phänomen ist außerdem bei Vorhandensein von Undichtigkeiten bzw. Luftblasen innerhalb des Systems zu beobachten. Kontinuierliches oder intermittierendes Spülen mit heparinisierter Kochsalzlösung (1000 I.E. in 500 ml NaCl 0,9 %) empfiehlt sich als Routinemethodik zum Erhalten der Durchgängigkeit sämtlicher Gefäßkatheter!
- Rhythmusstörungen

2.4.1 Bestimmung des Herzzeitvolumens

Neben der Messung der Drucke in der Art. pulmonalis ist über den Swan-Ganz-Katheter die Bestimmung des Herzzeitvolumens, d. h. die Blutmenge, die in einer Minute durch das Herz gepumpt wird, möglich.

Dazu gibt es eine Reihe von Meßmethoden, wobei die gebräuchlichste nach dem Prinzip der Indikatorverdünnungsmethode erfolgt. In der praktischen Intensivmedizin hat sich die Thermodilutionsmethode durchgesetzt. Die Meßgenauigkeit schwankt um 10 %.

Voraussetzung ist ein geeigneter Katheter mit Meßleitung, die einen 4 cm unterhalb der Katheterspitze plazierten Thermistor mit einem Herzzeitvolumen-Meßgerät ver-

Normale Druckkurven

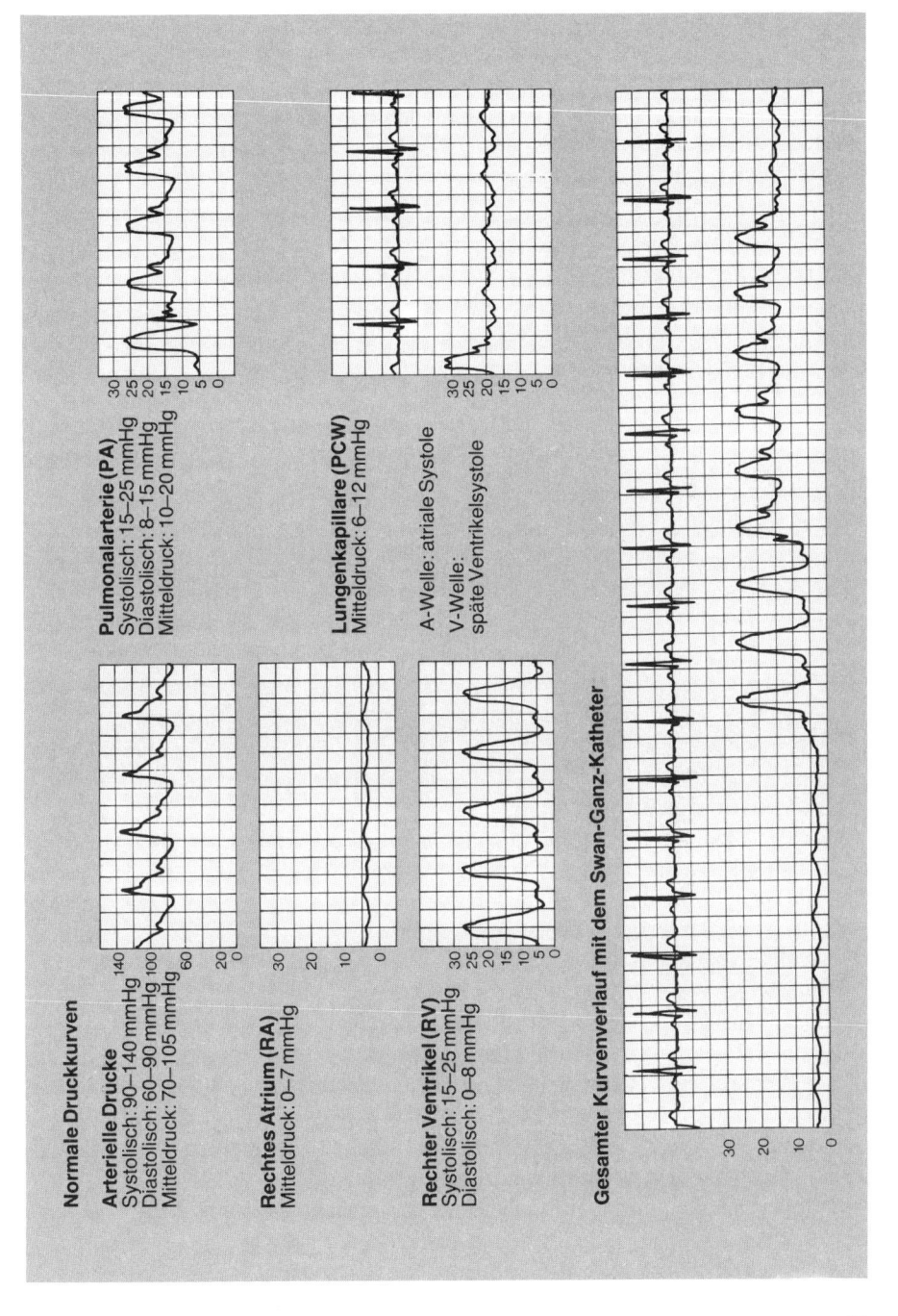

Arterielle Drucke
Systolisch: 90–140 mmHg
Diastolisch: 60–90 mmHg
Mitteldruck: 70–105 mmHg

Pulmonalarterie (PA)
Systolisch: 15–25 mmHg
Diastolisch: 8–15 mmHg
Mitteldruck: 10–20 mmHg

Rechtes Atrium (RA)
Mitteldruck: 0–7 mmHg

Lungenkapillare (PCW)
Mitteldruck: 6–12 mmHg

A-Welle: atriale Systole
V-Welle: späte Ventrikelsystole

Rechter Ventrikel (RV)
Systolisch: 15–25 mmHg
Diastolisch: 0–8 mmHg

Gesamter Kurvenverlauf mit dem Swan-Ganz-Katheter

bindet, sowie einem Injektionskanal, dessen Austrittsöffnung etwa in Vorhofhöhe liegt. Nach Injektion von kalter physiologischer Kochsalz- oder 5%iger Glukoselösung über die proximale Leitung in den rechten Vorhof mißt der im Stamm der Arteria pulmonalis liegende Thermistor die Temperaturerniedrigung des Blutes in Form einer Indikatorverdünnungskurve, aus der sich das Herzzeitvolumen manuell oder computergesteuert errechnen läßt.

Zur praktischen Durchführung der HZV-Messung wird der Thermistoransatz des Spezialkatheters mit dem Herzzeitvolumen-Rechner verbunden; dieser mißt zunächst in der Regel die Kerntemperatur. Die Indikatortemperatur kann eingespeist werden. Dann erfolgt die Bolusinjektion von 10 ml Indikatorlösung – möglichst innerhalb von 5 Sekunden – und nach wenigen Sekunden wird das vorliegende HZV in l/min auf dem Rechner digital angezeigt.

Fehlerquellen bei den Verdünnungsverfahren
- Meßungenauigkeiten durch unvollständige Mischung von Injektat und Pulmonalarterienblut (bei sog. Rechtsherzkurven)
- Temperaturschwankungen (atmungs-, beatmungsabhängige, belastungsbedingte) bei Thermodilution – insbesondere, wenn ein zu kleiner Kältebolus injiziert wird
- Verzögerte (> 5 sec) und ungleichmäßige Injektion des Indikators (Rezirkulation, die vom HZV-Computer mitintegriert wird)
- Einstellzeit des Meßsystems (insbesondere bei Rechtsherzdilutionskurven); bei hohen HZV's werden diese durch träge NTC-Widerstände überschätzt
- Integrationsverfahren des jeweiligen HZV-Computers. Beste Verfahren: Methoden, die bei mindestens 30 % der Peakhöhe abbrechen und die restliche Kurve rechnerisch ermitteln
- Rezirkulation. Bei Farbstoffverdünnung kann von einem erhöhten Ausgangswert aus nach 2–3 min ein neuer Bolus injiziert werden. Bei der Thermodilution ist praktisch keine Rezirkulation zu erwarten; trotzdem sollte man aus Sicherheitsgründen 1–2 min mit der erneuten Injektion zuwarten
- Instabile Nullinie (»Nulldrift«)
- Unterschätzung des HZV bei Myokardinsuffizienz
- Überschätzung des HZV bei Lungenödem mit Linksherzdilutions-Kurve
- Shunt-Volumina: »Indikator-Verlust« vor vollständiger Mischung mit dem Blut oder Vermehrung durch Rezirkulation. Es sind zu hohe und zu niedrige HZV-Werte möglich!
- Klappeninsuffizienz: falsche Meßergebnisse durch verfrühten Abbruch der Dilutionskurve bei Computerbestimmungen möglich
- Arrhythmien: zu große oder zu kleine HZV-Werte durch Änderungen des Schlagvolumens
- Lichtabsorptionsänderung von Farbstoff durch Lagerung

Zusammenfassung einiger technischer Voraussetzungen bei Anwendung von Kälte oder Farbstoff
- Auch bei Verwendung eines HZV-Computers sollte die Dilutionskurve auf einem einfachen Kompensationsschreiber mitgeschrieben werden, um mögliche grobe Fehler zu erkennen.
- Zur Injektion von kalter Kochsalzlösung sollte eine geeichte Ultra-Asept-Spritze mit einem Spritzenvolumen von mindestens 10 ml verwendet werden.
- Um eine gute Mischung von Indikator und Blut zu erreichen, sollte durch einen Katheter mit mehreren seitenständigen Löchern in den rechten Vorhof oder zumindest gegen den Blutstrom der V. cava inferior injiziert werden.
- Der Detektor sollte weit genug von der Klappe entfernt und möglichst zentral gelegen sein, zumindest aber nicht wandständig und auch nicht in einer kleineren Pulmonalarterie liegen.
- Bei hohen Herzzeitvolumina sollte mit ausreichend schnell ansprechenden Detektoren gearbeitet werden.
- Die Injektionsdauer sollte nicht mehr als 5 sec betragen, wobei gleichmäßig injiziert werden muß.

Hämodynamische Parameter

Körperoberfläche Body surface area (BSA)		m^2
Herzindex Cardiac index (CI)	2,5–4,0 l/min/m^2	$\dfrac{CO}{BSA}$
Herzzeitvolumen (HZV) Cardiac output (CO)	4–8 l/min	HR x SV
Koronarer Durchflußdruck Coronary perfusion pressure (CPP)	60–70 mmHg	Diastolischer Blutdruck – PCWP
Herzfrequenz Heart rate (HR)	60–100	Schläge pro Minute
Rate-pressure product (RPP)	<12000	Herzfrequenz x systolischer Blutdruck
Tripple index (TI)	<150000	Herzfrequenz x systolischer Blutdruck x PCWP

2.4.2 Thermodilution – Cardiac-Output-Messung

Um eine HZV-Messung nach dem Thermodilutionsprinzip durchzuführen, wird ein Indikator mit bestimmter Temperatur durch das proximale Injektatlumen injiziert. Dieser

Flüssigkeitsbolus vermischt sich mit dem Blut und passiert den rechten Ventrikel. Der daraus resultierende Temperaturunterschied wird in der Pulmonalarterie mittels eines Thermistors gemessen. Diese Information wird durch den Cardiac-Output-Computer analysiert und in l/min ausgerechnet.

Stewart-Hamilton-Gleichung

$$\text{Cardiac output} = \frac{1{,}08\, C_T (60)\, V_I\, (T_B - T_I)}{1{,}22 \int_0^\tau \Delta T_B(t)\, dt}$$

C_T = Korrekturfaktor für das Ansteigen der Injektattemperatur während der Injektion
60 = sec/min
V_I = Injektatvolumen
T_I = Injektattemperatur (°C)
T_B = Bluttemperatur (°C)
1,22 = Kompensationsfaktor für die integrierte Fläche nach dem 30%-Schnitt
$\int_0^\tau \Delta T_B(t)\, dt$ = Integral für Bluttemperaturwechsel (°C/sec)

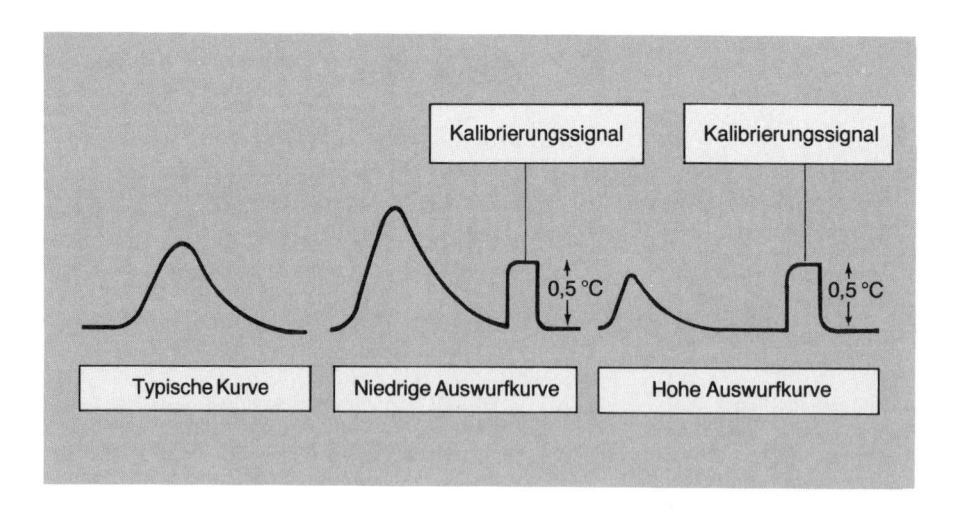

Um eine HZV-Messung nach dem Thermodilutionsprinzip durchzuführen, wird ein Indikator mit bestimmter Temperatur durch das proximale Injektatlumen injiziert. Dieser Flüssigkeitsbolus vermischt sich mit dem Blut und passiert den rechten Ventrikel. Der daraus resultierende Temperaturunterschied wird in der Pulmonalarterie mittels eines Thermistors gemessen. Diese Information wird durch den Cardiac-Output-Computer analysiert und in l/min ausgerechnet.

Edwards Cardiac-Output-Computer Modell 9520 und 9520A	
Mögliche Fehler	Gegenmaßnahmen
Falsche Ergebnisse	– Überprüfung der Computerkonstante – Überprüfung der Injektionstechnik – Überprüfung der Injektattemperatur – Durchführung des Selbsttests, um die Computer-Kalibrierung zu überprüfen – Überprüfung der Druckkurven auf dem Monitor Aufzeichnung des Cardiac-Output-Signals auf einen Schreiber – Verbinden des Thermistorkabels mit der dafür vorgesehenen Buchse auf der Rückseite des Computers. Bei Drücken der Taste »Blood« muß 37±0,5° C erscheinen – Sicherstellen, daß sämtliche Spülflüssigkeiten abgeschaltet sind
Fortlaufende 0.00 Anzeige	– Beobachtung der Druckkurve am Monitor. Es soll die PA-Kurve sein – Überprüfung des Cardiac-Output-Signals auf dem Schreiber – Überprüfung der Injektionstechnik. Kältetemperatur ist bei unterkühlten oder pädiatrischen Patienten indiziert – Katheterlage kann verändert sein – mögliche Wanderung in die Peripherie – Bei Patienten mit sehr geringer Auswurf- bzw. Flußrate soll grundsätzlich mit eisgekühltem Injektat gearbeitet werden und der Startknopf erst 2–3 sec nach der erfolgten Injektion gedrückt werden Diese Technik kann nur mit dem Aufzeichnen der Kurve auf einen Schreiber verbunden werden, um zu gewährleisten, daß der Computer das Eingangssignal erkannt hat
BAT-Anzeige	– Wenn diese Anzeige aufleuchtet, arbeitet der Computer nur noch 15 Minuten; Aufladen der Batterie
CAT-Anzeige	– Verbinden des Thermistorkabels mit der dafür vorgesehenen Buchse auf der Rückseite des Computers. Bei Drücken der Taste »Blood« muß 37±0,5° C erscheinen. Ist dies nicht der Fall, muß das Kabel ersetzt werden – Ist dies aber in Ordnung und CAT erscheint weiter, obwohl das Verbindungskabel mit dem Katheter verbunden ist, ist der Thermistorkreislauf defekt Der Katheter muß ersetzt werden!
Keine Anzeige bei Einschaltung	– Überprüfung des Katheters und der Verbindungen mit dem Computer – Batterie kann so entladen sein, daß BAT nicht anzeigt Wechseln oder Aufladen der Batterie. Verwenden des AC-Adapters

Mögliche Probleme bei der Drucküberwachung und HZV-Bestimmung	Mögliche Fehlerquellen und beitragende Faktoren	Vorsichts- und Gegenmaßnahmen
Gedämpfte Kurve	Unzureichende Monitor-Kalibrierung oder Skalenwahl Luft im System Verstopfung im System Verschluß der Katheterspitze durch die Pulmonalarterienwand Blut im Druckaufnehmer Druckmanschette ist nicht auf 300 mmHg aufgepumpt	Überprüfung des Systems auf Luftblasen; Verschluß des Dreiwegehahnes zum Patienten; Durchspülen bis alle Luftblasen aus dem System entfernt sind; defekte Teile müssen ausgewechselt werden Bei Vermutung einer Verstopfung soll Blut aspiriert werden. *In keinem Fall spülen!* Durch Husten des Patienten kann der Katheter disloziert werden Durchführung einer Röntgenkontrolle. Möglicherweise muß der Katheter neu positioniert werden Ist Blut im Druckaufnehmer, muß dieser gespült werden. Ist Blut im Einmal-Dom, muß dieser gewechselt werden
Keine Kurve auf dem Monitor	Offenes Überwachungssystem Der Druckaufnehmer ist zu nahe am Patienten Unzureichende Verbindungen im Überwachungssystem Katheterverstopfung Defekter Druckaufnehmer	Überprüfung aller Verbindungen, einschl. der elektrischen Überprüfung der Position der Dreiwegehähne. Auswechseln des Domes Ballon ablassen, jedoch nicht die Luft aus dem Ballon aspirieren um ihn zu entleeren. Nochmals langsam den Ballon mit dem exakten Volumen von Luft oder CO_2 aufblasen Wird kein Widerstand während des Aufblasens des Ballons gespürt, sofort den Vorgang stoppen. Ballon kann rupturiert sein Überprüfung der Kalibrierung des Druckaufnehmers mit einem Quecksilbermanometer
Fortlaufende PCWP-Kurven	Unkorrekte Katheterlage Katheterwanderung Ballon wurde nicht entleert	Ist der Ballon wirklich entleert? Überprüfung durch passives Ablassen des Ballons Röntgenkontrolle, um die Katheterposition zu sehen Ist der Katheter in Lungenkapillarposition bei entleertem Ballon, muß der Katheter 3–4 cm zurückgezogen werden
Keine Möglichkeit, die PCWP-Kurve zu erhalten	Unkorrekte Katheterlage Ballonruptur Luft im System Ballon wurde zuwenig aufgeblasen	Überprüfung der Kurve am Überwachungsgerät. Pulmonalarteriendruck sollte vor Aufblasen des Ballons vorhanden sein Überprüfung aller Verbindungen. Evtl. ist Dämpfung der Grund oder eine nicht zutreffende Skala Passives Entleeren des Ballons durch Entfernung der Spritze. Wiederaufblasen des Ballons mit dem angegebenen Luft- oder CO_2-Volumen Wird kein Widerstand während des Aufblasens des Ballons gespürt, sofort den Vorgang stoppen

Arrhythmien	Irritation des Endokards durch die Katheterspitze Katheter bleibt im Ventrikel liegen Katheterschlingen Katheterspitze fällt in den rechten Ventrikel zurück	Während der Insertion soll der Ballon bei der Passage durch den RA, RV, PA aufgeblasen sein Reanimationsgeräte sollen während der Einführung bereitstehen Ist der Katheter in den RV zurückgefallen, wird der Ballon erneut aufgeblasen und der Katheter in die PA vorgeschoben. Fortlaufende EKG-Überwachung
Irreguläre Kurven	Hohe Regurgitationsrate (durch Trikuspidalklappe) Heftige Bewegungen der Katheterspitze, hervorgerufen durch hämodynamische Instabilität und/oder Turbulenzen im Herzen	Um den Temperaturunterschied zu vergrößern und somit die Kurve zu verbessern, sollte man 10 ml eines eisgekühlten Bolus injizieren Röntgenkontrolle durchführen, um Katheterposition zu überprüfen Katheter repositionieren
Fehler in der Messung	Eventuell technischer Ursprung	HZV-Messung nach der Thermodilutionsmethode nicht möglich
Unstabile Nullinie	Respiratorische Schwankung bei mechanischer Beatmung	Das HZV sollte immer in der gleichen respiratorischen Phase gemessen werden Man sollte in dieser Situation auf jeden Fall ein eisgekühltes Injektat verwenden
Unregelmäßige Kurven, schlechte Rückkehr zur Nullinie	Große Temperaturschwankungen in der Pulmonalarterie, verursacht durch z. B. akute metabolische Veränderungen, Körperbewegungen usw.	Vermeiden Sie Bewegungen des Patienten Um den Temperaturunterschied zwischen Bolus und Blut zu vergrößern und somit die Kurve zu verbessern, sollte man 10 ml eisgekühltes Injektat injizieren
Zu niedrige HZV-Meßergebnisse	Das injizierte Volumen ist größer als das der Computerkonstante Der Katheter hat sich im rechten Ventrikel aufgerollt Die Computerkonstante entspricht nicht dem Kathetertyp Die Computerkonstante entspricht nicht der Injektattemperatur	Injizieren Sie exakt das in der Computerkonstante angegebene Volumen Auf dem Monitor muß die PA-Kurve erscheinen Katheter repositionieren Computerkonstante überprüfen

2.4.3 Druckveränderungen im Lungenkreislauf und ihre Aussagefähigkeit

Pathologische Zustandsbilder	Drucke in der Lungenstrombahn
Rückwirkungen von Störungen am li. Herzen auf die Lungenstrombahn (*sekundäre pulmonale Hypertonie*): – präventrikuläre Behinderungen: Vorhofthromben, Vorhoftumoren (Myxome), Mitralstenose – Systolischer ventrikuloatrialer Reflux: Mitralinsuffizienz, Ventrikularisierung der PCWP-Kurve (sog. giant V-wave) – Erhöhung des (end-)diastolischen Drucks bei Myokardinsuffizienz durch vaskuläre (koronare) oder nicht vaskuläre Myokardiopathien, durch Kontraktions- und Füllungsbehinderung (Fibrosen: Concretio, Accretio pericardii), durch Druckbelastung (Hypertonus, Aortenstenose, Subaortenstenose, Aortenisthmusstenose) oder durch Volumenbelastung (Mitralinsuffizienz, Aorteninsuffizienz, Ductus Botalli, arteriovenöse Fisteln). – Diastolischer aortoventrikulärer Reflux: Aorteninsuffizienz.	Erhöhte PCWP-Drucke, erhöhte PAP-Drucke
Primäre pulmonale Hypertonie: Widerstandserhöhung der Lungenstrombahn durch parenchymatöse oder vaskuläre Erkrankungen (Formen des Cor pulmonale).	PCWP-Drucke normal, erhöhte PAP-Drucke, vorwiegend den systolischen und Mitteldruck betreffend
Störungen des rechten Herzens: – am Klappenapparat: Pulmonalstenose (systolischer Druckgradient über Pulmonalklappe). Trikuspidalinsuffizienz Trikuspidalstenose (diastolischer atrioventrikulärer Druckgradient) – am Myokard: Kontraktions- und Füllungsbehinderung des rechten Ventrikels bei Perikarderkrankung (frühdiastolischer Dip.), subvalvuläre Pulmonalstenose (Konus-Stenose, systolischer Druckgradient in der Ausflußbahn)	PAP-Drucke normal, bei Pulmonalstenose erniedrigt PAP-Drucke erhöht bei gleichzeitiger Behinderung des linken Ventrikels, bei valvulärer und subvalvulärer Pulmonalstenose Pulmonalarteriendrucke erniedrigt
Rezirkulationsvitien mit primärem Links-Rechts-Shunt (Vorhofseptumdefekt, Ventrikelseptumdefekt, Ductus Botalli)	Pulmonalarteriendrucke normal oder flußabhängig erhöht. Stärkere Druckerhöhung bei Anstieg des Lungengefäßwiderstandes (Eisenmenger-Reaktion)
Komplexe angeborene Vitien mit und ohne Shunts	PAP-Drucke unterschiedlich

Bewertung der Rechtsherzkatheter-Befunde; Untersuchungsparameter (Methode nach Swan-Ganz)

Drucke in mmHg:		
CVP (zentraler Venendruck)	Norm:	< 8
RAP (rechtsatrialer Druck)	Norm: syst.	< 8
	Mittel	< 5
RVP$_{syst.}$ (rechtsventrikulärer syst. Druck)	Norm:	< 25
RVEDP (rechtsventrikulärer enddiastol. Druck)	Norm:	< 5
PAP$_{syst.}$ (syst. Pulmonalarteriendruck)	Norm:	< 25
PAP$_{diast.}$ (diast. Pulmonalarteriendruck)	Norm:	< 10
PAP (Pulmonalarterienmitteldruck)	Norm:	< 20
PCWP (Pulmonalkapillardruck – »wedge pressure«)	Norm:	< 12
Fluß:		
CI (Herzindex) l/m² KOF	Norm:	> 2,5
SV (Schlagvolumen) ml	Norm:	50–70
SVI (Schlagvolumenindex) ml/m² KOF	Norm:	35–45
Kreislaufwiderstände in dyn sec cm^{-5}:		
TPR (Gesamtwiderstand im Körperkreislauf)	Norm:	900–2200
PVR (Gesamtwiderstand im Lungenkreislauf)	Norm:	< 250
PAR (pulmonalarteriolärer Widerstand)	Norm:	< 150
Herzarbeits-Indizes:		
RCWI (Rechtsherzarbeits-Index) kg · m/min/m² KOF	Norm:	0,6
LCWI (Linksherzarbeits-Index) kg · m/min/m² KOF	Norm:	3,8
RVSWI (Rechtsventrikulärer Schlagarbeits-Index) g · m/m² KOF	Norm:	8–12
LVSWI (Linksventrikulärer Schlagarbeits-Index) g · m/m² KOF	Norm:	51–61
S$\bar{v}$O$_2$ % (gemischtvenöse Sauerstoffsättigung in der A. pulmonalis). Werte < 50 % deuten auf gestörte Gewebsoxygenierung hin!	Norm:	~ 75
Oxymetrie des rechten Herzens (Vol. % O$_2$) zum Ausschluß eines intrakardialen Shunts:		
PA (Pulmonalarterie)	Norm:	~ 15
RV (rechter Ventrikel)	Norm:	~ 15
RA (rechtes Atrium)	Norm:	~ 15
VCS (Vena cava superior)	Norm:	~ 15
Die größte noch im Normbereich liegende Differenz für die verschiedenen Abschnitte des rechten Herzens wird wie folgt angegeben: RA gegenüber VCS: max. 1,9 Vol.% RV gegenüber RA: max. 0,9 Vol.% PA gegenüber RV : max. 0,5 Vol.% Sauerstoffgehalt		

Fortsetzung nächste Seite

Fortsetzung

Metabolismus: $\dot{V}O_2$ (Sauerstoffverbrauch) ml/min/m² KOF O_2-avail. (Sauerstoffverfügbarkeit) ml/min/m² KOF O_2 »X« Ratio (Sauerstoffextraktionsverhältnis)	Norm: 140 Norm: 550–650 Norm: 25%

Errechnung Flußgrößen, Widerstände und Indizes (Auf der Basis der Untersuchungsparameter)

Widerstände in dyn sec cm⁻⁵ $TPR = \dfrac{MAP - CVP}{HZV} \times 80$	Norm: 900–2200
$PVR = \dfrac{\overline{PAP} - PCWP}{HZV} \times 80$	Norm: 150–250
$PAR = \dfrac{\overline{PAP} - 5}{HZV} \times 80$	Norm: < 150
Herzarbeits-Indizes $RCWI = CI \times \overline{PAP} \times 0{,}0136$ kg · m/min/m² KOF	Norm: 0,6 ± 0,06
$LCWI = CI \times MAP \times 0{,}0136$ kg · m/min/m² KOF	Norm: 3,8 ± 0,4
$RVSWI = \dfrac{CI \times \overline{PAP} \times 13{,}6}{Herzfrequenz}$ g · m/m² KOF	Norm: 8–12
$LVSWI = \dfrac{CI \times MAP \times 13{,}6}{Herzfrequenz}$ g · m/m² KOF	Norm: 51–61
Metabolismus $\dot{V}O_2 = CI \times Ca-\bar{v}DO_2 \times 10$ ml/min/m² KOF	Norm: 140
O_2-avail. $= CI \times C_aO_2 \times 10$ ml/min/m² KOF	Norm: 600 ± 50
O_2 »X« Ratio $= \dfrac{Ca-\bar{v}DO_2}{CaO_2} \times 100$	Norm: 25%

Einteilung der pulmonalen Hypertonie (auf der Basis der Untersuchungsparameter)

$\overline{PAP}$ $\overline{PAP}$ EKG Rö.-Thorax	: in Ruhe < 20 mmHg : bei Belastung > 30 mmHg : selten Rechtstyp : keine pathol. Veränderungen	*Latente* pulmonale Hypertonie
$\overline{PAP}$ $\overline{PAP}$ EKG Rö.-Thorax	: in Ruhe 20–30 mmHg : bei Belastung > 30 mmHg : in 50 % Rechtstyp : keine pathol. Veränderungen, evtl. leichte Vergrößerung des re. Ventrikels	*Leichte* pulmonale Hypertonie

$\overline{PAP}$
 	
EKG
Rö.-Thorax
	: in Ruhe > 30 mmHg, auffallend hoher
	  diastol. Druck, solange keine Pulmonalklappeninsuffizienz
	  eingetreten ist.
	: nur in 75 % Rechtstyp
	: Hinweise auf eine pulmonale Hypertonie
		Schwere
		pulmonale
		Hypertonie

PCWP (Pulmonalkapillardruck) *Beginnende* pulmonale Stauung *Mäßige* pulmonale Stauung *Schwere* pulmonale Stauung Beginnendes *Lungenödem*		18–20 mmHg 20–25 mmHg 25–30 mmHg > 30 mmHg
Cardiac index (CI) Normalwert Subklinische Hypoperfusion Beginnende klinische Hypoperfusion Kardiogener Schock		2,5–4,0 l/min/m² KOF 2,2–2,7 l/min/m² KOF 1,8–2,2 l/min/m² KOF < 1,8 l/min/m² KOF

3. Elektrotherapie

3.1 Defibrillation und Kardioversion

Prinzip
Ein durch Kondensatorentladung auf das Herz abgegebener Stromstoß mit einer Dauer von etwa 0,01 sec mit hoher Energie (bis höchstens 360 Joule). Der Stromstoß depolarisiert die erregbaren Zellen in der vulnerablen Phase, so daß unmittelbar danach das Zentrum mit der höchsten intrinsischen Automatie – der Sinusknoten – durch natürliche Schrittmacherimpulse zu einem richtigen Erregungsablauf mit koordinierter Kontraktion der Muskelfasern führen kann.
Sofern die Kondensatorentladung getriggert, d. h. außerhalb der vulnerablen Phase der Herzkammer erfolgt, handelt es sich um eine *Kardioversion*, ansonsten um eine *Defibrillation*.

Indikationen
- Kammerflimmern mit Kreislaufstillstand (Defibrillation),
- Vorhofflimmern/Vorhofflattern,
- Paroxysmale supraventrikuläre Tachykardie,
- Kammertachykardie,
- Knotentachykardie

Die Indikation ist vor allem dann gegeben, wenn diese Rhythmusstörungen mit Blutdruckabfall, Bewußtseinstrübung oder Bewußtlosigkeit einhergehen und durch antiarrhythmische Substanzen nicht beeinflußbar sind.

Der Idealdefibrillator würde den Stromstoß so dimensionieren, daß an jeder erregbaren Zelle gerade die zur Depolarisation hinreichende Reizamplitude erzeugt würde. Zwei unerwünschte Folgen eines überdimensionierten Stromstoßes sind:

- die irreversible Zellschädigung
- die sekundären Rhythmusstörungen

Von einer prophylaktischen Defibrillation muß in jedem Falle abgeraten werden. Sowohl im Tierexperiment wie auch bei kontrollierten Studien wurde gezeigt, daß die initiale Defibrillation mit 100–200 Joule erfolgen sollte.

Kontraindikationen zur Kardioversion
- Nicht-lebensbedrohliche Arrhythmien bei Digitalisintoxikation
- Patienten mit Vorhofflimmern unter Digitalisierung in der Sättigungsphase
- Patienten mit totalem AV-Block

- Patienten mit Vorhofflimmern bei klinisch und elektrokardiographisch nachgewiesenen schweren Herzmuskelschäden
- Patienten mit Vorhofflimmern bei unbehandelter Hyperthyreose
- Patienten mit Sinusknotensyndrom (SKS) ohne Schrittmacher

3.2 Passagere Stimulation (Schrittmachertherapie)

Prinzip
- Bei bradykarden Rhythmusstörungen direkte Reizung des Ventrikels mit einer adäquaten Stimulationsfrequenz (70–80/min).
- Bei tachykarden Rhythmusstörungen Unterbrechung des Erregungskreises durch einen oder mehrere elektrische Impulse.

Indikationen
- Persistierende Bradykardien bei AV-Block II. und III. Grades, Sinusknotensyndrom (SKS), Karotissinussyndrom.
- Bilateraler, bifaszikulärer Block wie Rechtsschenkelblock und linksanteriorer Hemiblock oder linksposteriorer Hemiblock.
- Tachyarrhythmien wie Vorhofflattern, paroxysmale supraventrikuläre Tachykardie einschließlich WPW-Tachykardie, Kammertachykardie – sofern sie therapierefraktär sind.

Klärung der Ineffektivität von Schrittmachern

Anamnese
1. Unregelmäßiger Puls
2. Unterschreiten der Schrittmacherfrequenz
a) abrupt
b) allmählich aufgetreten
3. Synkopen, Schwindelanfälle (eventuell haltungsabhängig)
4. Zwerchfellreizung
Klinische Untersuchung
Pulskontrolle (Bestätigung von 1. und 2.)
Prüfung des Kontaktes der Schrittmacher-Elektrode (bei 2. oder 3. angezeigt)
Muskelanspannung in der Schrittmacherregion
Elektrokardiogramm
Ineffektive Impulse außerhalb der Refraktärzeit
Partiell ineffektive Impulse
Synchronisationsfehler
Deutlicher Abfall oder Anstieg der Schrittmacherfrequenz
Kein sichtbarer Impuls bei Frequenz unterhalb der Schrittmacherfrequenz

Fortsetzung nächste Seite

Fortsetzung

Röntgen[a] Lageveränderung der Elektrode Elektrodenbruch
Prüfung des Effektes von Glukokortikoiden bei Verdacht auf Reizschwellenerhöhung
[a] In den Fällen, wo sich röntgenologisch keine Dislokation der Elektroden erkennen läßt, führt die i.v. Verabreichung von Glukokortikoiden zu einer eindeutigen, raschen und reproduzierbaren Erniedrigung der postoperativ erhöhten myokardialen Reizschwelle.

3.2.1 Nomenklatur und Funktionsprinzipien von Schrittmachern (SM)

Jedes Schrittmachersystem besteht prinzipiell aus einem geschlossenen Stromkreis, wobei die elektrische Aktivität des Herzens (R-Welle und/oder P-Welle) über die Elektrode(n) dem SM-Aggregat (elektronische Schaltung mit Batterie) zugeleitet und dort verarbeitet wird (»sensing«). Je nach Funktionsmerkmalen und Programmierung des Schrittmachers wird die wahrgenommene Herzaktivität vom Schrittmacheraggregat mit einer elektrischen Stimulation (»pacing«) von Vorhof und/oder Ventrikel beantwortet (»Triggerung«) oder führt zur Hemmung eines SM-Grundrhythmus (»Inhibition«). Bei komplexeren Schrittmachern erfolgt die Stimulation des Ventrikels in Abhängigkeit von der natürlichen (P-Wellen synchrone SM) und/oder SM-induzierten Vorhoferregung (AV-sequentielle SM). Die Kennzeichnung der verschiedenen SM-Systeme erfolgt mit einem internationalen 3- bis 5-Buchstaben-Code (siehe Tabelle). Die verschiedenen, heute benutzten SM-Systeme sind auf S. 101/102 tabellarisch zusammengefaßt.

Neben den geschilderten Funktionsprinzipien haben manche SM je nach Hersteller und Verwendungszweck variierende Sonderschaltungen. So sind beispielsweise viele implantierte SM nicht invasiv, d.h. telemetrisch programmierbar, wobei eventuell eine Vielzahl von Stimulationsmodi verändert werden können. Andere SM wiederum haben einen eingebauten Reserveschrittmacher für den Fall, daß das Hauptaggregat ausfällt.

Gemeinsam ist fast allen SM, daß sie durch Auflegen eines starken Magneten in fixfrequente Arbeitsweise (VOO oder AOO) überführt werden können.

Implantierte SM arbeiten meist unipolar. Dies bedeutet, daß die negative, stimulierende Elektrode Kontakt mit dem Herzgewebe hat, während die positive Elektrode, meist die Metallkapsel des SM oder eine subkutane Metallplatte, vom Herzen entfernt liegt. Wird ein solches unipolares SM-Aggregat aus der SM-Tasche entfernt, so wird der Stromkreis unterbrochen und der SM ineffektiv.

Externe SM (transvenöse bipolare Katheter oder extrahierbare epimyokardiale Drähte) arbeiten dagegen bipolar. Ein solches bipolares System kann leicht in ein unipola-

Internationaler 3- bis 5-Buchstaben-Code zur Kennzeichnung unterschiedlicher Schrittmacher-Funktionsarten (nach Parsonnet)

1. Buchstabe Stimulierte Kammer(n)	2. Buchstabe Ort des Sensing	3. Buchstabe Reaktion auf das Signal	4. Buchstabe Programmierbare Funktionen	5. Buchstabe Spezifische antitachykarde Funktionen
A = Atrium V = Ventrikel D = Dual (A + V)	A = Atrium V = Ventrikel D = Dual O = Kein Sensing, d.h. asynchron	I = Inhibition T = Triggerung D = Dual (R-inhibiert und P-synchron) O = Keine (asynchron) R = Reverse[a]	P = Programmierbar (Frequenz und/oder Amplitude) M = Multiprogramm O = Keine	B = Burststimulation N = Kompetitive Stimulation mit normaler Frequenz S = Scanning E = Extern

[a] Reverse: Der SM wird durch eine schnelle Frequenz aktiviert, arbeitet aber nicht bei Bradykardie

Funktionsprinzipien der verschiedenen SM-Systeme

Code	Synonym	Schaltung	Typisches EKG	Bemerkungen
VOO	Asynchron, fixed rate			Kaum noch implantiert
VVI	Ventricular inhibited R-Wellen inhibitiert			Asystolie bei elektromagnetischen Störungen möglich. Am häufigsten implantierter SM. Frequenz und/oder Amplitude z.T. programmierbar
VVT	Ventricular triggered R-Wellen-getriggert Non-competitive triggered			Wegen hohem Energieverbrauch kaum noch implantiert
AOO	Atrial fixed rate			Overdrive suppression, Frequenz 0–800/min. Intern: durch Patient aktivierte Systeme. Extern: z.B. Medtronic 5320 Atrial Pacemaker

Fortsetzung nächste Seite

Fortsetzung

AAI	P-Wellen inhibiert Atrial inhibited Atrial demand			Sinusbradykardie bei intakter AV-Überleitung
VDD	P-Wellen-synchron			AV-Block III° mit intakter atrialer Erregungsbildung. Bei Frequenzen über 130/min Reduzierung der Frequenz. Unterhalb einer minimalen Vorhoffrequenz festfrequente Stimulation
DVI	AV-sequentieller SM			Sinusbradykardie mit gestörter AV-Überleitung. Overdrive-Pacing. Kein Vorhofsensing, daher keine Frequenzanpassung
DDD	Optimierte AV-sequentielle Stimulation			Hämodynamisch günstiges System; intern und extern verfügbar. SM-induzierte Tachykardie möglich
	Orthorhythmic pacing			Sensed ventrikuläre Extrasystolen und stimuliert dann den Ventrikel für einige Schläge mit bestimmtem Kopplungsintervall. Indikation: bestimmte ventrikuläre Tachykardien
	Scanning atrial und Ventricular pacing		variabel	SM stimuliert mit ständig zunehmenden Kopplungsintervallen, bis ein solcher Impuls die Tachykardie tupiert. Indikation: Best, Vorhof- oder ventrikuläre Tachykardien

▷ Stimulation;   ◀ Sensing

res umgewandelt werden, in dem eine der Elektrodenbuchsen des SM mit einem Kabel an eine durch die Haut gestochene Kanüle angeschlossen wird. Dies ist von Bedeutung, wenn eine der Elektroden nicht mehr effektiv ist.

Neben Erregungsbildungs- und Leitungsstörungen sind bestimmte therapierefraktäre paroxysmale supraventrikuläre und ventrikuläre Tachyarrhythmien ein weiteres Indikationsgebiet für SM. Hierbei werden entweder tachykardieauslösende Extrasystolen durch Überstimulation mit leicht erhöhten Frequenzen verhindert oder aber die paroxysmale Tachyarrhythmie selbst durch verschiedene Techniken (»overdrive atrial pacing, overdrive ventricular pacing, orthorhythmic pacing, scanning atrial oder scanning ventricular pacing«) kupiert. Die SM-Systeme arbeiten entweder vollautomatisch oder werden vom Patienten selbst mit einem Sender aktiviert. Ein weiteres System, das maligne Tachyarrhythmien erkennt und mit Hilfe eines implantierten Defibrillators beendet, ist auch in Deutschland bereits in klinischer Erprobung.

Zwar wurden komplexe SM-Systeme zur Arrhythmiebehandlung bisher nur einer relativ kleinen Patientengruppe implantiert, jedoch wird bei den zunehmenden Möglichkeiten einer externen, nicht invasiven SM-Programmierung mit einer schnellen Verbreitung dieser Systeme zu rechnen sein. Dabei ist es zur Zeit kaum bekannt, wie sich solche SM-Systeme im perioperativen Umfeld verhalten.

3.3 Intraaortale Gegen(Ballon-)pulsation (I.A.B.P.)

Prinzip
Über einen in der Aorta thoracica eingebrachten Ballonkatheter wird durch eine Füllung des Ballons in der Diastole eine Steigerung des arteriellen Drucks durch eine die gesamte Erschlaffungsphase des Ventrikels andauernde Druckwelle erzeugt, die zu einer Verbesserung der Koronarperfusion führt. Die Effektivität hängt entscheidend davon ab, ob das Entleeren des Ballonkatheters synchron und phasenstarr zur Herzaktion erfolgt. Während der Systole kollabiert der Ballon, so daß es zur Abnahme der Nachlast kommt. Daraus ergibt sich eine bessere Ventrikelentleerung und eine Erhöhung des HMV um 10–20 % des Ausgangswertes.

Hämodynamische Effekte der Gegenpulsation im kardiogenen Schock
– Diastolische Druckerhöhung
– Steigerung des mittleren arteriellen Drucks
– Steigerung des koronaren Perfusionsdrucks
– Verbesserung der Kontraktilität
– Steigerung des Herzminutenvolumens
– Senkung des enddiastolischen Drucks im linken Ventrikel

Richtwerte für den Einsatz der I.A.B.P.
– Beginnende Kreislaufzentralisation, Abfall der Hauttemperatur, Blässe bzw. Zy-

anose, kalter Schweiß, Bewußtseinsstörungen, Diureseeinschränkung auf < 30 ml/h
- Sinustachykardie (bei Ausschluß von Volumenmangel)
- Abfall des systol. arteriellen Druckes auf < 120 Torr bei Hypertonikern, < 100 Torr bei Normotonikern
- Anstieg des mittleren Pulmonalarteriendruckes auf > 30 Torr unter normotonen Bedingungen (bzw. PCWP > 20 Torr)
- Anstieg des zentralvenösen Druckes über 20 cm H_2O
- Abfall der gemischtvenösen Sauerstoffsättigung ($S\overline{v}O_2$ %) auf < 50 %
- Ausbleiben eines art. RR-Anstiegs nach Volumensubstitution bei Anstieg des ZVD
- Abfall des art. Sauerstoffpartialdruckes (P_aO_2) auf < 60 Torr
- Nach Ausschöpfung der therapeutischen Effekte von Dobutamin, Nitrate und Dopamin

Komplikationen
- Dissektion der Aorta bei Einführung des Katheters
- Intraaortale Ruptur des Ballons
- Thrombosen im Bereich des iliofemoralen Systems
- Blutung (u. a. durch Abfall der Thrombozytenzahl)
- Schwerwiegende mechanische Hämolysen
- Infektion
- Pumpenabhängigkeit: in diesem Falle ist eine Herzoperation anzustreben.

Beachte!
Die intraaortale Ballonpulsation kann nur in großen Zentren, meist dort, wo auch die Möglichkeit einer Herzchirurgie gegeben ist, eingesetzt werden.
Therapie nicht abrupt, sondern ausschleichend beenden!
Prognose infaust: wenn innerhalb der ersten 24–48 Stunden keine hämodynamische Besserung zu beobachten ist.

4. Intensivtherapie akuter kardialer Erkrankungen

4.1 Herzinsuffizienz

Stadien der Herzinsuffizienz
- Die *Kontraktionsminderung des Myokards*, bei der weder in Ruhe noch unter Belastung eine Einschränkung der Pumpleistung, also eine Erniedrigung des HZV, nachweisbar ist. Die normale Pumpleistung wird jedoch mit einem erhöhten Füllungsdruck geleistet. Bei körperlicher Belastung, z. B. auf dem Fahrradergometer, zeigen solche Patienten einen adäquaten Anstieg ihres HZV, jedoch pathologisch erhöhte PCWP-Werte auf über 20 mmHg.

- Die *Belastungsinsuffizienz* oder *latente Herzinsuffizienz* bietet im Ruhezustand normale hämodynamische Werte. Hingegen kommt es unter Belastung zu einer eingeschränkten Förderleistung des Herzens in Relation zu den Bedürfnissen der Peripherie, d. h. zu einem inadäquaten Anstieg des HZV. Gleichzeitig arbeiten die Ventrikel unter erhöhten Füllungsdrucken.
Die Übergänge sind fließend und auch mit Druck- und HZV-Messungen im Einzelfall oft nicht abzugrenzen, weil die Frage, ob das HZV adäquat ansteigt oder nicht – der großen individuellen Streuung des HZV wegen – nur statistisch beantwortet werden kann.

- Bei der *manifesten Herzinsuffizienz* besteht bereits im Ruhezustand eine reduzierte Pumpfunktion des Herzens mit einem Herzindex unter 2,5 l/min/m^2. Die Füllungsdrucke des linken Ventrikels sind schon in Ruhe auf pathologische Werte von über 12 mmHg erhöht. Im allgemeinen geht nur dieses fortgeschrittene Stadium der Herzinsuffizienz mit den typischen klinischen Zeichen der Stauung einher.

Ursachen der Herzinsuffizienz
- Kombination von abnormen Belastungen: Preload – Afterload
- Einschränkung der Myokardkontraktilität
Kompensierte Herzinsuffizienz – ausreichende Gewebeperfusion
Dekompensierte Herzinsuffizienz – Gewebshypoxie

Klinische Symptomatik der Herzinsuffizienz
- Dyspnoe, Tachypnoe, paroxysmale Dyspnoe (Stimulation der pulmonalen »J«-Rezeptoren durch interstitielles Lungenödem), Stauungsbronchitis
- Orthopnoe (→ Zunahme des venösen Rückflusses zum Herzen und damit auch der Lungenstauung bei Flachlagerung)

- Basale Rasselgeräusche (pulmonale Stauung – beginnendes intraalveoläres Ödem)
- III. Herzton in der Protodiastole (S_3-Galopp)
- Präsystolischer (S_4-)Galopp (Zeichen einer verminderten ventrikulären Compliance – kommt bei Kammerhypertrophie auch vor!)
- Relative Mitralinsuffizienz (myogenes Geräusch)
- Pulsus alternans
- Zyanose, Tachykardie

Röntgenbild (Thorax-Übersicht)
- Herzvergrößerung nach links
- »Kranialisierung« der Lungengefäß(venen)zeichnung
- Schmetterlingshili
- Kerley-B-Linien (interstitielles Ödem in den Lungensepten)

Lungenfunktion
- VK ↓
- CV (Closing volume) ↑
- $\dot{V}_A/Q$-Inhomogenität, $\dot{Q}_s/\dot{Q}_t$ ↑

Differenzierung der hämodynamischen Veränderungen bei Herzinsuffizienz

	Linksherzversagen	Rechtsherzversagen
Herzfrequenz	↑	↑
Ventrikelfüllungsdruck Links Rechts	↑↑ normal oder ↑	normal ↑↑
Arterieller Blutdruck großer Kreislauf kleiner Kreislauf	normal oder ↓ ↑↑	↓ ↑ oder ↑↑
Gefäßwiderstand großer Kreislauf kleiner Kreislauf	↑↑ ↑↑	↑ ↑ oder ↑↑
HZV	↓	↓
Schlagvolumen	↓↓	↓↓
Ventrikelschlagarbeit Links Rechts	↓↓ ↑↑	↓↓ ↓ oder ↑

4.1.1 Medikamentöse Behandlung der Herzinsuffizienz

Die Entscheidung, welche Therapie bei welchem Patienten einzuschlagen ist, kann durch folgende Befunde geleitet werden
- rechts- und linksventrikuläre Füllungsdrucke (Preload)
- systemischer Blutdruck
- Gefäßwiderstand (Afterload)
- HZV

Das Ziel der Therapie ist ein Kontraktilitätszuwachs, Steigerung der Auswurfleistung und damit des HZV.

Folgende Medikamente kommen in Frage:
a) Digitalis
b) Diuretika
c) Katecholamine und Vasopressoren
d) Vasodilatatoren
e) beta-Rezeptoren-Blocker bei spezieller Indikation
f) Antiarrhythmika bei spezieller Indikation

4.1.2 Digitalis

Digoxin- und Digitoxin-Spiegel im Serum

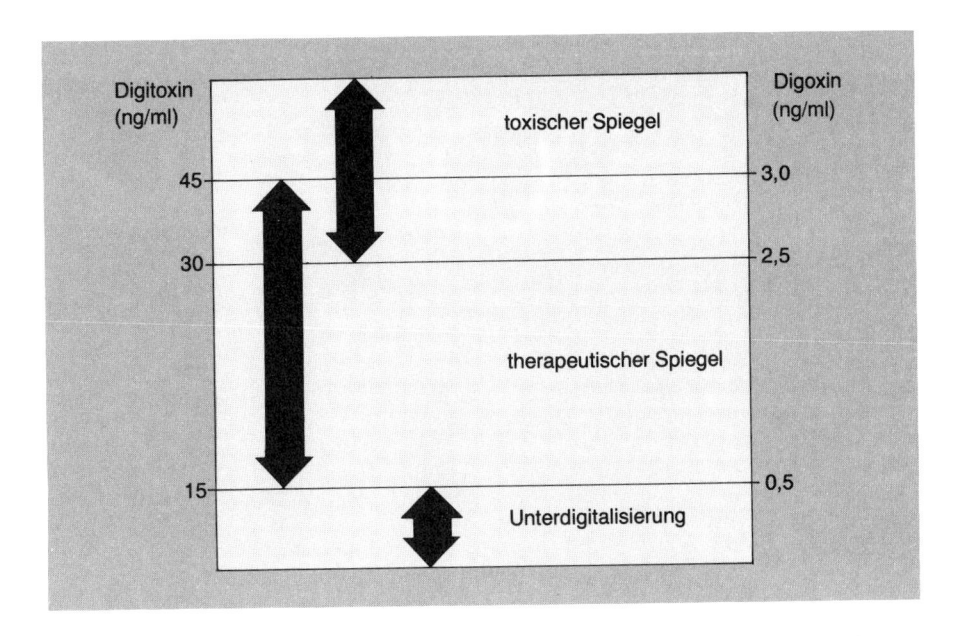

Normogramm zur Anpassung der Digoxinerhaltungsdosis an die Nierenfunktion

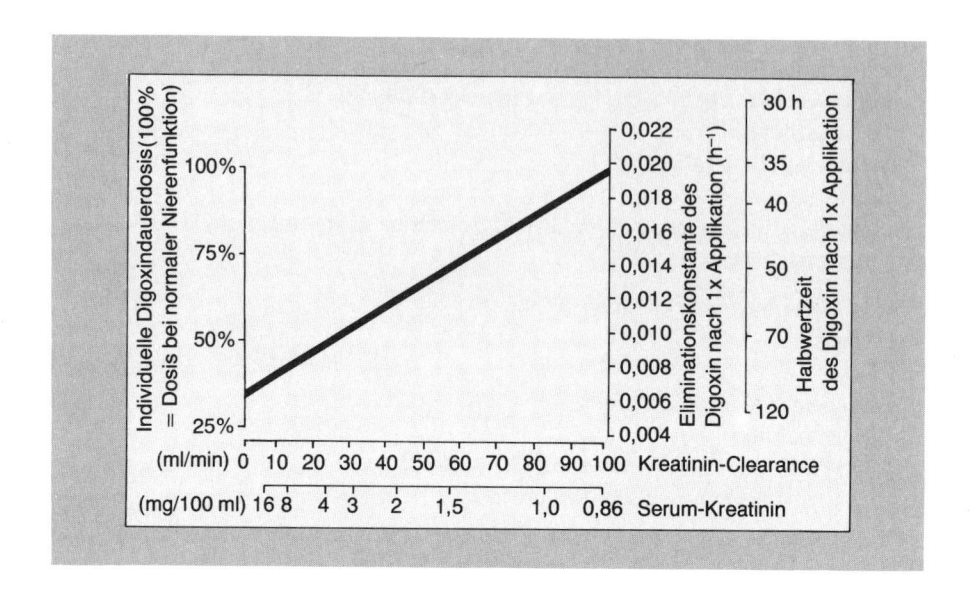

Dosisrichtlinien in mg/kg KG für Kinder

	Alter	24-Stunden-Schnellsättigungsdosis		Erhaltungsdosis/Tag
Digitoxin	Neugeborene, Frühgeborene	i.v.	0,02–0,03 mg	$1/10$–$1/8$ der Schnellsättigungsdosis
	2 Wochen bis 2 Jahre	i.v.	0,04–0,06 mg	
	über 2 Jahre	i.v.	0,02–0,04 mg	
Digoxin	Neugeborene, Frühgeborene	i.v.	0,03–0,05 mg	$1/5$–$1/3$ der Schnellsättigungsdosis
	2 Wochen bis 2 Jahre	i.v.	0,04–0,06 mg	
	über 2 Jahre	i.v.	0,02–0,04 mg	

Glykosidwirkung am suffizienten und am chronisch insuffizienten Myokard

	Suffizientes Myokard	Insuffizientes Myokard
Frequenz	±	(↓)
Herzminutenvolumen	(↓)	↑
Schlagvolumen	(↓)	↑
Enddiastolisches Volumen	(↓)	↓
Austreibungsfraktion	±	↑
Systolischer Ventrikeldruck	±	±
Enddiastolischer Ventrikeldruck	↓	↓↓
Aortenmitteldruck	±	±
Maximale Druckanstiegsgeschwindigkeit	↑	↑↑
Peripherer Gefäßwiderstand	↑	↓

Häufigkeit der Symptome bei Digitalisintoxikation

Ventrikuläre Extrasystolen	33 %
Kammertachykardie	8 %
Nicht-paroxysmale AV-Knotentachykardie	17 %
AV-Knotenersatzrhythmus	12 %
Vorhoftachykardie mit Block	10 %
AV-Block II. und III. Grades	18 %
SA-Block mit Sinusstillstand	2 %

4.1.3 Katecholamine und Vasodilatantien

Auswahl von positiv inotropen Substanzen

Medikament	Inotropie	Chronotropie	Periph. Widerst. (TPR)	Nierendurchbltg. (RBF)	Koronardurchbltg. (CBF)	HZV	Übliche intravenöse Initialdosis von Inotropika als Tropfinfusion	
Isoproterenol	++	++	–	+	+	++	Erwachs.:	5 µg/min
Orciprenalin	++	++	–	oder 0	+	++	Kinder:	2 µg/min
Dopamin	++	+	–	++	+	++	Erwachs.:	2,0–10 µg/kg/min
							Kinder:	2,0–5,0 µg/kg/min
Dobutamin	+++	(+)	– –	+	+(+)	++	Erwachs.:	5–10 µg/kg/min
							Kinder:	2,5–5 µg/kg/min
Noradrenalin	++	0	++	– –	+	+	Erwachs.:	2–8 µg/min
							Kinder:	1–3 µg/min
Adrenalin	++	+	+	–	+	+	Erwachs.:	10–30 µg/min
							Kinder:	2–10 µg/min

Dosierung für Infusionspumpen auf Basis einer 50-ml-Spritze

1 Amp. Dobutrex® à 250 mg			Monotherapie		
Dosierungsbereich			Angaben in ml/h		
		Patientengewicht	50 kg	70 kg	90 kg
Niedrig	3 µg/kg/min		1,8	2,5	3,2
Mittel	6 µg/kg/min		3,6	5,0	6,5
Hoch	12 µg/kg/min		7,2	10,0	13,0

1 Amp. Dobutrex® à 250 mg Dopamin à 250 mg	Kombination 1:1		
Dosierungsbereich	Angaben in ml/h		
Patientengewicht	50 kg	70 kg	90 kg
Niedrig je 3 µg/kg/min DOB + DOP	1,8	2,5	3,2
Mittel je 6 µg/kg/min DOB + DOP	3,6	5,0	6,5
Hoch je 12 µg/kg/min DOB + DOP	7,2	10,0	13,0

2 Amp. Dobutrex® à 250 mg Dopamin à 250 mg	Kombination 2:1		
Dosierungsbereich	Angaben in ml/h		
Patientengewicht	50 kg	70 kg	90 kg
Niedrig 3 µg/kg/min DOB + 1,5 µg/kg/min DOP	0,9	1,3	1,6
Mittel 6 µg/kg/min DOB + 3 µg/kg/min DOP	1,8	2,5	3,2
Hoch 12 µg/kg/min DOB + 6 µg/kg/min DOP	3,6	5,0	6,5

Hämodynamische Wirkungen der Vasodilatation

	Normale Ventrikelfunktion	Gestörte Ventrikelfunktion
Herzfrequenz	↑	unverändert oder ↑
Arterieller Blutdruck im großen Kreislauf im kleinen Kreislauf	↓ ↓	unverändert oder ↓
Ventrikelfüllungsdruck Links Rechts	↓ ↓	↓ oder ↓ ↓ ↓ oder ↓ ↓
Gefäßwiderstand im großen Kreislauf im kleinen Kreislauf	↓ ↓	↓ ↓ ↓ ↓
Ventrikelschlagarbeit Links Rechts	↓ ↓	↑ oder ↑↑ ↓ ↓
Myokardialer Sauerstoffverbrauch (MV̇O$_2$)	↓	↓
HZV	↓ oder unverändert	↑
Schlagvolumen	↓	↑

Blutdrucksenkung bei Vasodilatatorbehandlung

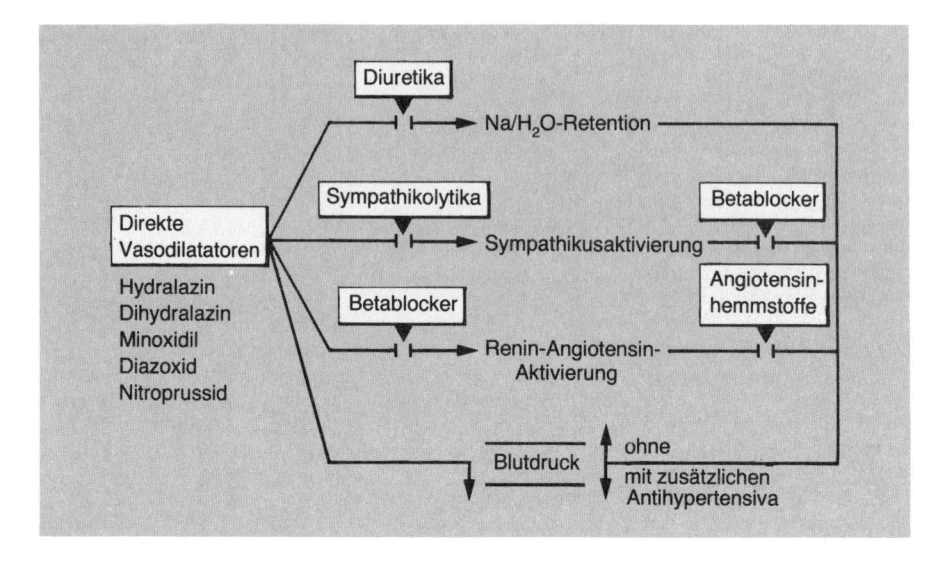

```
                        ┌──────────┐
                        │ Diuretika│
                        └────┬─────┘
              ─┤ ├─► Na/H₂O-Retention ─────────────┐
              │                                    │
   ┌─────────────┐   ┌──────────────┐      ┌──────────────┐
   │             │   │Sympathikolytika│      │  Betablocker │
   │   Direkte   │   └──────────────┘      └──────────────┘
   │Vasodilatatoren├─┤ ├─► Sympathikusaktivierung ─┤ ├─
   │             │                          ┌──────────────┐
   │  Hydralazin │   ┌──────────────┐       │ Angiotensin- │
   │  Dihydralazin├──│  Betablocker │       │  hemmstoffe  │
   │  Minoxidil  │   └──────────────┘       └──────────────┘
   │  Diazoxid   ├─┤ ├─► Renin-Angiotensin- ──────┤ ├─
   │  Nitroprussid│            Aktivierung
   └─────────────┘
                         ┌──────────┐  ↑ ohne
                         │Blutdruck │
                         └──────────┘  ↓ mit zusätzlichen
                                         Antihypertensiva
```

Einteilung der Vasodilatatoren nach ihrer Wirkung

Wirkort	Gruppe I		Gruppe II
	A	B	
Glatte Muskulatur	Hydralazin Diazoxid Minoxidil	Isopentyl- nitrit Nifedipin	Nitroglyzerin (Nitroprussid)
Autonomes Nervensystem Alphablocker		Phentolamin	Prazoxin
Renin-Angiotensin-System Angiotensin-Antagonist Inhibitor des Angiotensin- Converting-Enzyms			alle Captopril

Die Substanzen der Gruppe I und II sind Vasodilatatoren im engeren Sinn, weil ihr antihypertensiver Effekt größtenteils auf einer Erweiterung der Widerstandsgefäße und einer Verminderung des gesamten peripheren Widerstands beruht.
Charakteristika der Gruppe I: kaum Venenerweiterung; deutliche beta-Stimulation; Anstieg des Druckes in der Pulmonalarterie (Untergruppe IA); oder Abfall des Druckes in der Pulmonalarterie (Untergruppe IB).
Charakteristika der Gruppe II: deutliche Venenerweiterung; kaum Beeinflussung anderer Parameter, außer häufig einer Senkung des Pulmonalarteriendruckes.

Vasodilatatoren: Wirkung und Gegenwirkung

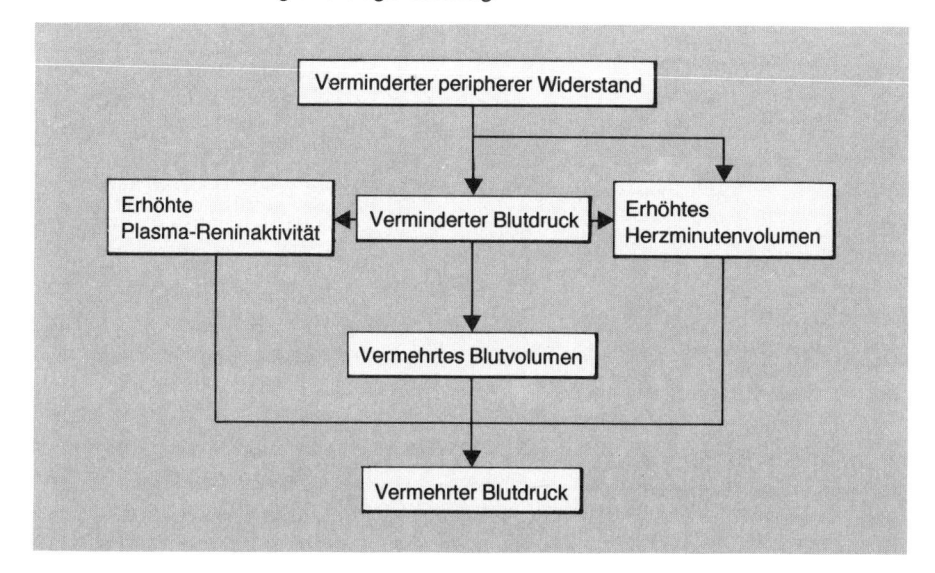

```
                    ┌─────────────────────────────────┐
                    │ Verminderter peripherer Widerstand │
                    └─────────────────────────────────┘
                                    │
              ┌─────────────────────┼─────────────────────┐
              ▼                     ▼                     ▼
┌──────────────────┐   ┌──────────────────┐   ┌──────────────────┐
│ Erhöhte          │   │ Verminderter     │   │ Erhöhtes         │
│ Plasma-Renin-    │◄──│ Blutdruck        │   │ Herzminuten-     │
│ aktivität        │   │                  │   │ volumen          │
└──────────────────┘   └──────────────────┘   └──────────────────┘
                                    │
                                    ▼
                       ┌──────────────────────┐
                       │ Vermehrtes Blutvolumen │
                       └──────────────────────┘
                                    │
                                    ▼
                       ┌──────────────────────┐
                       │ Vermehrter Blutdruck  │
                       └──────────────────────┘
```

Wirkung des Nitroglyzerins

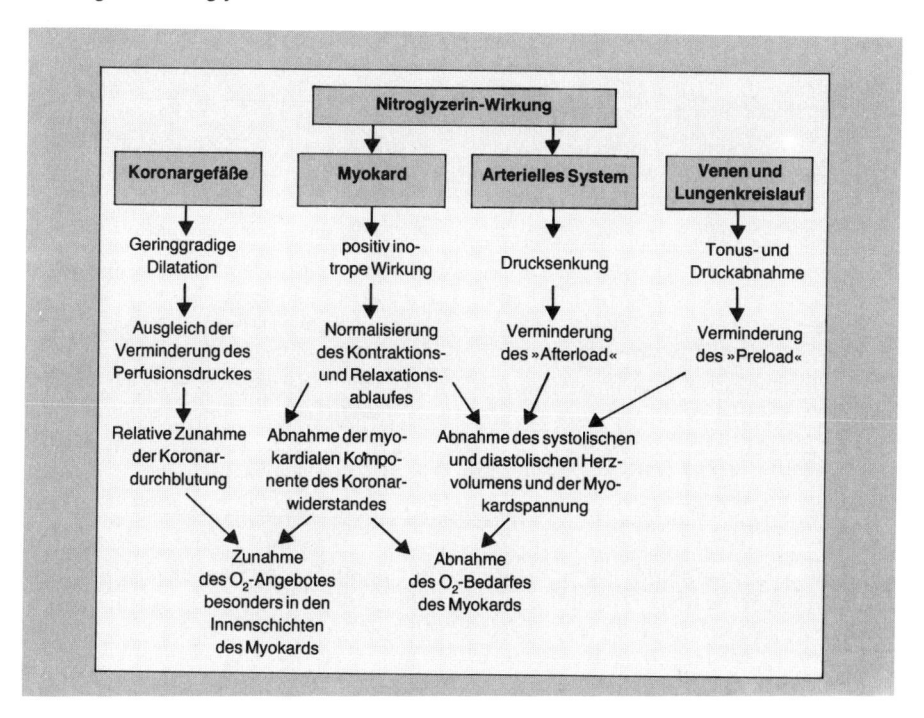

Nitroglyzerin-Wirkung

Koronargefäße	Myokard	Arterielles System	Venen und Lungenkreislauf
Geringgradige Dilatation	positiv inotrope Wirkung	Drucksenkung	Tonus- und Druckabnahme
↓	↓	↓	↓
Ausgleich der Verminderung des Perfusionsdruckes	Normalisierung des Kontraktions- und Relaxationsablaufes	Verminderung des »Afterload«	Verminderung des »Preload«
↓	↓	↓	
Relative Zunahme der Koronardurchblutung	Abnahme der myokardialen Komponente des Koronarwiderstandes	Abnahme des systolischen und diastolischen Herzvolumens und der Myokardspannung	

Zunahme des O_2-Angebotes besonders in den Innenschichten des Myokards

Abnahme des O_2-Bedarfes des Myokards

4.1.4 beta-Rezeptorenblocker

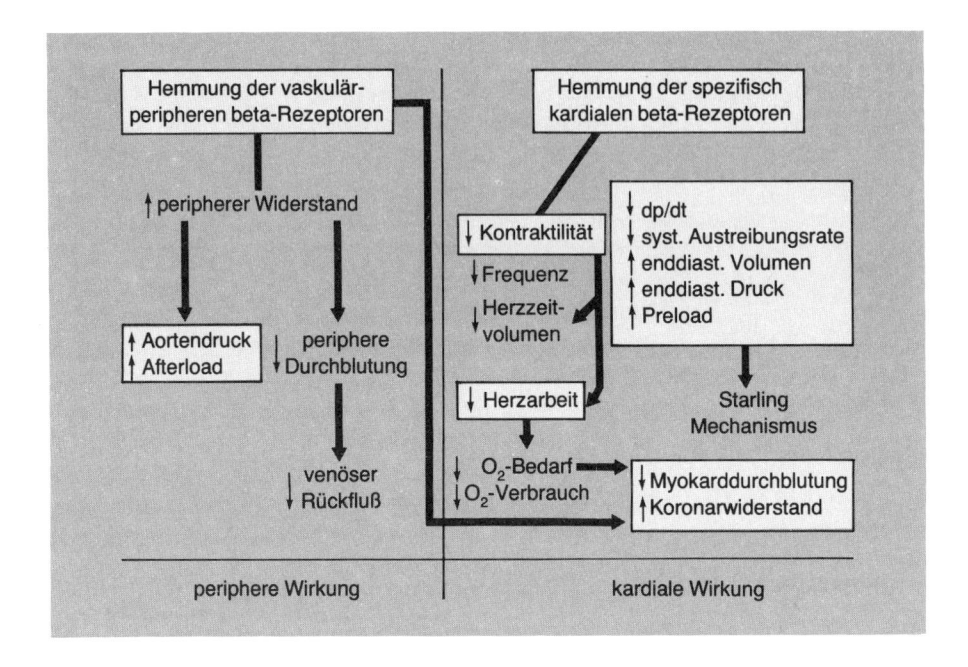

```
Hemmung der vaskulär-                    Hemmung der spezifisch
peripheren beta-Rezeptoren               kardialen beta-Rezeptoren

↑ peripherer Widerstand
                                    ↓ Kontraktilität      ↓ dp/dt
                                    ↓ Frequenz            ↓ syst. Austreibungsrate
                                                          ↑ enddiast. Volumen
                                      Herzzeit-           ↑ enddiast. Druck
↑ Aortendruck    periphere            volumen             ↑ Preload
↑ Afterload      ↓ Durchblutung
                                    ↓ Herzarbeit          Starling
                                                          Mechanismus
    ↓ venöser                 ↓ O₂-Bedarf      ↓ Myokarddurchblutung
    ↓ Rückfluß                ↓ O₂-Verbrauch   ↑ Koronarwiderstand

       periphere Wirkung                     kardiale Wirkung
```

Wirkungsmechanismus der beta-Blockade

Wirkungscharakteristika von beta-Rezeptorenblockern

Erwünschte Effekte	Nachteile
1. Hemmung der Erregungsbildung und -leitung bei tachyarrhythmischen Störungen 2. Senkung von Herzarbeit und myokardialem Sauerstoffverbrauch	1. Negativ inotroper Effekt (Herzinsuffizienz!), 2. AV-Überleitungsstörungen, Bradykardie, 3. Bronchokonstriktion (Asthmatiker!), 4. Periphere Durchblutungsstörung, 5. Verschlechterung einer diabetischen Stoffwechsellage, 6. Uteruskontraktionen bei Gravidität

Indikationen für beta-Rezeptorenblocker bei latenter Herzinsuffizienz

1. Bei Tachykardien
   - Mitralstenose
   - Thyreotoxikose
   - Tachyarrhythmien

2. Bei arteriellem Hochdruck
   – art. Hochdruck bei koronarer Herzkrankheit (KHK)
   – Phäochromozytom
3. Bei koronarer Herzkrankheit (KHK)
4. Bei Kardiomyopathien
   – hypertrophe obstruktive Kardiomyopathie
   – nicht-obstruktive Kardiomyopathie

Relative Indikation für beta-Rezeptorenblocker

– Koronarinsuffizienz
– Hyperkinetisches Herzsyndrom
– Phäochromozytom (intraoperativ)
– Thyreotoxische Krise
– Chron. Alkoholismus
– Rhythmusstörungen
– Idiopathische hypertrophe Subaortenstenose
– Hypertonie
– (Myokardinfarkt) = hyperdyname Kreislaufreaktion!
– (Morbus Parkinson)

Kontraindikationen

– Manifeste (digitalisrefraktäre) Herzinsuffizienz
– Latente Herzinsuffizienz (beta-Blocker ohne ISA)
– Kreislaufschock
– AV-Block II. und III. Grades
– Bradykarde Herzrhythmusanomalien
– Kardiomegalie
– Metabolische Azidose
– Periphere arterielle Insuffizienz (Claudicatio intermittens, Morbus Raynaud)
– Obstruktive Atemwegskrankheiten (Asthma!)
– Allergische Rhinitis
– Schwere Hypotonie
– Gravidität (relativ)
– Niereninsuffizienz (relativ)

Auswahl von handelsüblichen beta-Blockern: wichtige pharmakologische Eigenschaften, Dosierung

Chemischer Name	Handelsname	Partielle sympathikomimet. Aktivität (ISA)	Wesentliche Rezeptor-Affinität	Lipophilität	Plasma-Halbwertzeit, h[a]	Membranstabilisierung	Negative Inotropie	Äquipotente Dosis im Vergleich zu Propranolol	Praktische Dosierung, i.v.	Antidota (i.v.)
Propranolol	Dociton	(+)	$\beta_1 + \beta_2$	++	2–3	+++	++	1	0,5–1 mg/min initial kann in 2-min-Abständen bis zur Gesamtdosis von 4 mg gesteigert werden! Max. Dosis 10 mg	
Alprenolol	Aptin	+	$\beta_1 + \beta_2$	++	2–4	++	++	2,5	initial 2 mg/2 min; nach 10 min Repetit. 5–10 mg	
Atenolol	Tenormin	(+)	β_1[b]	(+)	7–9	(+)	++	1	2,5 mg lgs. Max. Dosis 0,15 mg/kgKG	
Metoprolol	Lopresor Beloc	(+)	β_1[b]	+	3–4	(+)	++	1,25	2–10 mg, davon 1 mg/min Max. Dosis 20 mg	
Oxprenolol	Trasicor	+	$\beta_1 + \beta_2$	+	1,3–2	++	++	1	1–2 mg	1. Atropin 0,5–2 mg 2. Orciprenalin 0,05—0,5 mg 3. ggf. temp. SM bei extremer Bradykardie

Substanz	Handelsname							Dosierung
Pindolol	Visken	++	$\beta_1 + \beta_2$	+	3–4	+	+++	0,125	initial 0,2–0,4 mg langsam, evtl. nach 20 min 0,2 mg; wiederholen bis zur Gesamtdosis: 2 mg/d!
Sotalol	Sotalex	(+)	$\beta_1 + \beta_2$	(+)	5–6	+	(+)	2	20 mg/5 min; nach 20 min 20 mg (1 mg/min). Max. Dosis 1,5 mg/kgKG
Acebutolol	Prent	+	β_1^b	?	3–5	+++	+	?	initial 12,5–25 mg als erste Einzeldosis in 3–5 min, evtl. frühestens nach 10 min 25 mg langsam i.v. Max. Dosis –100 mg/d!
Labetalol	Trandate	(+)	$\alpha_1 +$ $\beta_1 + \beta_2$	++	2,6–4,6	++	++	2–3	initial 50 mg als erste Einzeldosis während 1 min, bei Bedarf im Abstand von je 5 min weitere 50 mg. Max. Dosis 200 mg

a Wirkungszeiten sind bei allen Betablockern länger
b entspricht weitgehend kardioselektiver Wirkung (Affinität $\beta_1 : \beta_2 \leq 50$)
+ = vorhanden; (+) = nicht wesentlich vorhanden

Therapie der Herzinsuffizienz

Gruppe I	Herzindex 3 l/min/m², LVEDP 14 mmHg Überwachung

Gruppe II	Herzindex 2,5 l/min/m², LVEDP 14 mmHg
	Vasodilatantien
	   Nitroglyzerin 2–10 mg/h bei 70 kgKG
	Diuretika
	   Lasix 10–20 mg i.v.

Gruppe III	Herzindex <2,5 l/min/m², LVEDP 14 mmHg
	Volumensubstitution
	   Humanalbumin 5 %, 100–150 ml
	   Volumenersatzmittel

Gruppe IV	Herzindex <2 l/min/m², LVEDP 20 mmHg
	Vasodilatantien kombiniert mit Katecholaminen
	   Nitroglyzerin 2–10 mg/h bei 70 kgKG und Dobutamin 10–30 mg/h bei 70 kgKG
	   – evtl. zusätzlich Dopamin 5–20 mg/h
	   Bei persistierender Hypotonie zusätzlich Noradrenalin 1–10 mg/h
	   Intraaortale Ballonpulsation

4.2 Koronare Herzkrankheit (KHK)

Pathophysiologie der akuten Myokardischämie

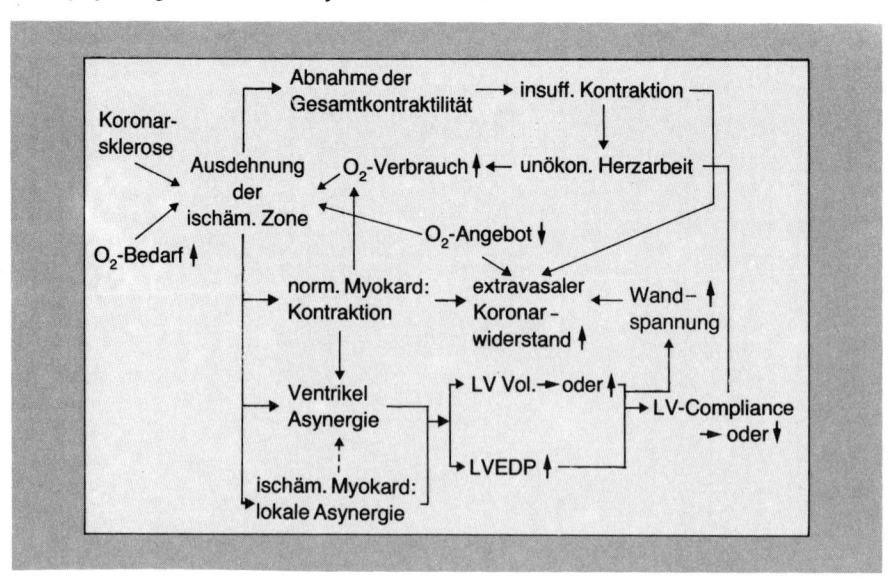

Formen der Angina pectoris und deren Therapie

Erscheinungsformen der Angina pectoris	Auslösemechanismus	Spezielle Therapie
Sporadische Angina pectoris	Muskelarbeit, Erregung, Kälte, Hypertonie, Anämie, Hyperthyreose	Nitrate, beta-Rezeptorenblocker

Nächtliche Angina pectoris
– Angina decubitus
   Typ I: Schmerzanfall innerhalb von 2–20 min nach dem Hinlegen
   Typ II: Schmerzanfall 2–4 h nach dem Einschlafen
	latente Linksherzinsuffizienz mit erhöhtem Blutangebot in horizontaler Körperlage	Diuretika, Herzglykoside, Nitrate, keine beta-Rezeptorenblocker!

– nächtl. Angina pectoris bei chron. Emphysembronchitis	zirkadiane Schwankungen des Bronchialwiderstandes	Bronchitistherapie, Xanthin-Derivate, keine beta-Rezeptorenblocker!
– kälteabhängige Angina pectoris (wie sporad. A. p.)	z.B. niedrige Raumtemperatur bei geöffnetem Schlafzimmerfenster	beta-Rezeptorenblocker, bei geschlossenem Fenster schlafen, normale Raumtemperat.
Crescendo-Angina-pectoris	progrediente Koronarstenose und Myokardalteration	Sedativa, Nitrate, Herzglykoside, Antikoagulantien, u.U., beta-Rezeptorenblocker
»Instabile Angina pectoris« (Typenwechsel, Crescendo-Angina, Angina decubitus, insgesamt als Infarktvorläufer zu bewerten)	progrediente Koronarverengung, meistens mit Myokardalteration	Sedativa, Opiate, Nitrate, Diuretika, Herzglykoside; beta-Rezeptorenblocker, wenn keine Herzinsuffizienz. Stationäre Aufnahme, Überwachung, Koronarchirurgie erwägen!
Prinzmetal-Angina-pectoris	unbekannt, vielleicht Koronarspasmen beteiligt	Sedativa, Nitrate, Nifedipin

Auswahl von Nitraten

Substanz	Offizielle Zubereitungen, Handelspräparate, eingetrag. Warenzeichen	Art der Medikation	Mittlere Einzeldosis	Wirkungs-eintritt	Wirkungs-dauer	Kontra-indikationen
Glyzerol-trinitrat	Nitrolingual® Kps. Spray Amp. (Konz.)	perlingual in Kapseln Dosierspray i.v.	0,8–2,4 mg 0,4–0,8 mg Beginn: 0,5–10 mg/h	1–2 min 10–15 sec 10–15 sec	20–45 min 10–30 min kontin.	vor allem bei Inhalation und perlingualer Verabreichung Glaukom, ortho-statische Regu-lationsstörungen, Schock, extre-me Hypotonie, Niereninsuffiz.
	Nitro Mack® Amp. perlinganit®	i.v. i.v.	Beginn: 0,5–10 mg/h Beginn: 0,5–10 mg/h	10–15 sec 10–15 sec	kontin. kontin.	
Isosorbit-dinitrat	Isoket® Isoket® Spray Isoket® Lsg. Iso Mack® Spray	p.o. Dosierspray Amp. Dosierspray	5–10 mg 1,25–3,75 mg 2–10 mg/h per infus. 1,25–3,75 mg	15–30 min 30–45 sec 30 sec 30–40 sec	2–4 h 3 h kontin. 3 h	

4.3 Akuter Myokardinfarkt

Ursache und Lokalisation

Intensitätsgrad der Schädigung	Lokalisation		
	subendokardial	subepikardial	transmural
Ischämie	spitz-positives T.	koronares T	
Läsion	ST-Senkung	ST-Hebung	ST-Hebung
Nekrose	Q-Zacke R-Reduktion	Q-Zacke	Q-Zacke QS-Komplex R-Reduktion
	+ subepikard. Ischämie (T-Negativierung)	+ subepikard. Ischämie (T-Negativ.) und Läsion (ST-Heb.)	+ Ischämie (T-Negativierung)

Lokalisation anhand von EKG-Veränderungen

Lokalisation des Infarktes	Einthoven			Goldberger			Wilson									Nehb			Frank		
	I	II	III	aVR	aVL	aVF	V₁	V₂	V₃	V₄	V₅	V₆	V₇	V₈	V₉	D	A	I	X	Y	Z
Großer Vorderwandinfarkt	•	•			•		•	•	•	•	•					•	•		•		•
Septuminfarkt							•	•													•
Anteroseptaler Infarkt							•	•	•	•											•
Lateralinfarkt	•	•			•					•	•	•				•	•		•		
Supraapikaler Infarkt									•	•							•				•
Apikaler Infarkt										•	•					•	•				
Posterolateraler Infarkt											•	•		•	•	•			•		•
Inferiorer Infarkt		•	•			•											•			•	

Mögliche Verschlechterung der myokardialen Situation nach Herzinfarkt durch:

1. Gesteigerten myokardialen Sauerstoffbedarf
   - Katecholamine
   - Digitalis
   - Glukagon
   - Tachykardie
   - Hyperthermie
2. Verminderte Sauerstoffversorgung des Myokards
   - Direkt:
     1. Hypoxämie
     2. Anämie
   - Indirekt durch verminderten Koronarperfusionsdruck:
     1. Blutung – Hypovolämie
     2. Vasodilatierende Substanzen bei falscher Indikation
3. Verminderte Substratverfügbarkeit
   - Hypoglykämie

Hämodynamische Klassifizierung und Therapie des akuten Myokardinfarktes

Charakterisierung der Hämodynamik	Kriterien	Spez. Therapie	Hämodynamisches Ziel
Normalbefund	PCWP: → 18 mmHg CI: 2,5–4,0 l/m² KOF LVSWI: 51–61 g · m/m² KOF	–	–
Hyperkinesie	PCWP: < 15 CI: > 2,5 LVSWI: > 61	Sedierung beta-Rezeptorenblockade	CI: 2,5–4,0
Hypovolämie sog. Vorwärtsversagen (forward failure)	PCWP: < 15 CI: < 2,5 LVSWI: < 51	Volumenexpansion Atropin bei vasovagaler Synkope	PCWP: 12–18 CI: 2,5–4,0 LVSWI: 51–61
Linksherzversagen sog. Rückwärtsversagen (backward failure) ohne sog. Vorwärtsversagen (forward failure)	PCWP: > 18 CI: > 2,5 LVSWI: > 51	Nitroglyzerin Schleifendiuretika Katecholamine	PCWP: < 18

Fortsetzung nächste Seite

Fortsetzung

Charakterisierung der Hämodynamik	Kriterien	Spez. Therapie	Hämodynamisches Ziel
Linksherzversagen sog. Rückwärtsversagen (backward failure) und sog. Vorwärtsversagen (forward failure)	PCWP: > 18 CI: < 2,2 LVSWI: < 51	Nitroglyzerin Schleifendiuretika Katecholamine: Dopamin – Dobutamin	PCWP: < 18 CI: > 2,5 LVSWI: > 51
Kardiogener Schock	PCWP: > 20 CI: < 2,0 LVSWI: < 40 MAP: < 70 $RR_{syst.}$: < 90	Dobutamin 2,5–10 µg/kg/min Dopamin < 5 µg/kgKG/min Noradrenalin 0,2–2µg/kg/min Wenn erfolglos: Frühzeitig IABP + Vasodilatation. Infarktektomie und aortokoronaren Bypass erwägen!	PCWP: < 18 CI: > 2,5 LVSWI: > 51 MAP: > 80 $RR_{syst.}$: > 100

Basistherapeutische Maßnahmen zur Verminderung der Myokardschädigung

Verminderung des myokardialen Sauerstoffbedarfs
 – Sedativa, Analgetika, beta-Blocker
 – Digitalis
 – Intraaortale Gegenpulsation
 – Nitrate
 – Verringerung des »Afterload« bei Hypertonus
 – Senkung des intrazellulären FFS-Spiegels
   Glukose-Insulin-Kalium-Infusion
   Antilipolytische Agentien
   Lipidfreie Albuminlösungen

Erhöhung der myokardialen Sauerstoffversorgung
 – Direkt:
   Erhöhung der P_aO_2
   Koronararterien-Reperfusion
   Fibrinolyse
   Heparin (hypothetisch)
 – Durch Kollateralgefäße:
   Erhöhung des koronaren Perfusionsdrucks
   Intraaortale Gegenpulsation

- Erhöhung der Plasmaosmolarität
  Mannit
  Hypertone Glukoselösung

Förderung des anaeroben Metabolismus (hypothetisch)
- Glukose-Insulin-Kalium-Infusion
- Hypertone Glukoselösung

Schutz gegen autolytische oder heterolytische Prozesse (hypothetisch)
- Kortikosteroide
- epsilon-Aminokapronsäure

Grenzwerte der Flüssigkeitstherapie

	Normalwerte (obere Grenze)				Während Flüssigkeitstherapie nicht zu überschreitende Werte			
	cmH_2O		mmHg		cmH_2O		mmHg	
	S/D	Mittel	S/D	Mittel	S/D	Mittel	S/D	Mittel
CVP		10		8		20		15
RAP		10		8		20		15
RVP			30/5					
PAP			25/10	< 20				
PCWP		16		12		27		20
LAP		16		12		27		20
LVEDP	16		12-					

Medikamentöse Therapie beim kardiogenen Schock

Medikament	Infusionslösung	Dosierung
1. Dobutamin	500 mg in 500 ml Glukose 5% (1 mg/1 ml)	Titration bis $\overline{MAP}$ > 80 mmHg oder $RR_{syst.}$ > 100 mmHg
2. Dopamin	200 mg in 500 ml 5%-Glukose (0,4 mg/ml)	Titration bis $\overline{MAP}$ > 80 mmHg, bzw. einen $RR_{syst.}$ > 100 mmHg; mittlere Dosis < 5 µg/kg/min
3. Noradrenalin	10 mg in 500 ml Glukose 5% (20 µg/ml)	Titration bis $\overline{MAP}$ > 80 mmHg oder ersatzweise $RR_{syst.}$ > 100 mmHg; mittlere Dosis 0,2–0,6 µg/kg/min
4. Glukagon	10 mg in 50 ml 5%-Glukose (0,2 mg/ml)	Mittlere Dosis: 4 mg/h Glukagon ist nicht stabil für längere Zeit, muß daher etwa stündlich neu hergerichtet werden!

Zusätzliche medikamentöse Maßnahmen:
Furosemid 40 mg und mehr bei PCWP > 18 mmHg

Anzeichen des Erfolges der Therapie beim kardiogenen Schock

- $\overline{MAP}$ > 80 mmHg, bzw. syst. RR > 100 mmHg
- Stundenharnmenge > 20 ml
- Absinken des PCWP um > 3 mmHg
- Absinken des CVP um > 3 mmHg
- Anstieg des CI auf > 2,5 l/min/m² KOF
- Anstieg der $S\bar{v}O_2$ > 50 %

Kriterien für die Indikation von Katecholaminen bei Low-Cardiac-Output-Syndrom

Systolischer arterieller Druck ($RR_{syst.}$)	– unter 90 mmHg (bei Hypertonie unter 110 mmHg)
Zentralvenöser Druck (CVP)	– über 15 mmHg
Urinausscheidung	– unter 20 ml/h
Gemischtvenöse Sauerstoffsättigung ($S\bar{v}O_2$ %)	– unter 60 %
Herzindex (CI)	– unter 2,5 l/min/m² KOF
Pulmonalkapillardruck (PCWP)	– über 20 mmHg

Wirkungsweise von Dopamin in Abhängigkeit von der Dosierung
- Normale Dosierung (2–5 µg/kg KG/min): beta$_1$-adrenerge und dopaminerge Wirkung
    Herzzeitvolumen ↑
    Blutdruckamplitude ↓
    Koronardurchblutung ↑
    Nierendurchblutung ↑
        Urinausscheidung ↑
        Kalium- u. Natriumausscheidung ↑
    Mesenterialdurchblutung ↑
    Zerebraldurchblutung ↑

- Hohe Dosierung (über 5–10 µg/kg KG/min): alpha-adrenerge u. dopaminerge Wirkung
    Herzfrequenz ↑
    Peripherer Widerstand ↑
    Rhythmusstörungen ↑

Indikationen zur Schrittmachertherapie beim akuten Myokardinfarkt
- Sinuatriale Bradykardien
    – falls mit Atropin nicht sicher beeinflußbar

- Atrioventrikulärer Block II. Grades
    – mit Bradykardie
    – mit Herzinsuffizienz und Schock
    – mit ventrikulären ektopen Arrhythmien
    – mit Morgagni-Adams-Stokes-Syndrom
    – bei Vorderwand- und Vorderwandseptuminfarkt
    – bei Mobitz Typ II

- Atrioventrikulärer Block III. Grades
    – mit Bradykardie
    – mit Herzinsuffizienz und Schock
    – mit ventrikulären ektopen Arrhythmien
    – mit Morgagni-Adams-Stokes-Syndrom
    – mit tertiärem Automatiezentrum (breiter QRS-Komplex)
    – bei Vorderwandinfarkt

- Bilateraler Schenkelblock
    – alternierender Rechts(RSB)- und Links(LSB)-Schenkelblock
    – RSB + links-anteriorer Hemiblock (LAH)
    – RSB + links-posteriorer Hemiblock (LPH)

- trifaszikulärer Block (RSB + alternierender LAH + LPH)
- unilateraler Schenkelblock mit AV-Block (RSB, LSB + AVB 1° – 2°)

• Hyposystolie, Asystolie

• Andere medikamentenrefraktäre Bradykardien
  - bradykardes Vorhofflimmern
  - Knotenbradykardie

• Bradykardie-Tachykardie-Syndrom

• Medikamentenrefraktäre Kammertachykardie und Extrasystolie
  - (paarige oder gekoppelte Stimulation, »overdriving«)

• Vorhoftachykardien
  - (intraatriale Hochfrequenzstimulation)

Veränderung hämodynamischer Größen bei verschiedenen kardiovaskulären Störungen

	Schlagvolumen	Herzzeitvolumen	Kontraktilität	Herzfrequenz	Periph. Widerstand	Blutdruck	Blutvolumen	O_2-Utilisation	Koronardurchblutung
Herzinsuffizienz	↑↓	(↓)	↓	↑	↑	=	↑	↑	=
Koronarinsuffizienz (mit Herzinsuff.)	↓	(↓)	↓	↑	↑	=	↑	↑	↓
Rhythmusstörungen (mit Herzinsuff.)	↓	(↓)	↓	↑↓	↑	=	↑	↑	=
Hochdruck (mit Herzinsuffizienz)	↑	(↑)	↓	=	↑	↑	=	↑	=
Schock	↓	↓	(↓)	↑	↑	↓	↓	↑	=

Blut und Blutgerinnung

1. Normwerte Hämatologie

Hämoglobin (Hb)	Männer		13,5 – 18,0 g/dl
	Frauen		11,5 – 16,5 g/dl
Erythrozyten	Männer		4,5 – 6,3 x 10^6/mm^3
	Frauen		3,5 – 5,4 x 10^6/mm^3
Leukozyten			4,0 – 11,0 x 10^3/mm^3
Neutrophile		40–75 %	2,5 – 7,5 x 10^3/mm^3 (absolut)
Lymphozyten		20–45 %	1,5 – 3,5 x 10^3/mm^3 (absolut)
Monozyten		2–10 %	0,2 – 0,8 x 10^3/mm^3 (absolut)
Eosinophile		1– 6 %	0,04– 0,44 x 10^3/mm^3 (absolut)
Basophile		0– 1 %	0,0 – 0,1 x 10^3/mm^3 (absolut)
Thrombozyten			150 –400 x 10^3/mm^3
Retikulozyten		0– 2 %	der Erythrozyten
BKS	Männer		5/10
	Frauen		7/15
Hämatokrit (HK)	Männer		0,4 – 0,55
	Frauen		0,36– 0,47
Mittleres Erythrozytenvolumen (MCV)			76–96 µ^3
Mittlere korpuskuläre Hämoglobinkonzentration (MCHC)			31–35 g/dl
Mittlerer Hämoglobingehalt des Einzelerythrozyten (MCH) ≙ Hb$_E$			27–32 pg (µµg)
Osmotische Resistenz der Erythrozyten			Beginnende Hämolyse: 0,46–0,42 g/dl NaCl Komplette Hämolyse: 0,34–0,30 g/dl NaCl
Leukozyten	Erwachsene		4000–11000/µl
	Kinder		5000–13000/µl
	Säuglinge		6000–18000/µl

Differentialblutbild

	Alte Einheit (%)	Neue Einheit = Anzahlverhältnis
Erwachsene		
Stabkernige Granulozyten	3– 5	0,03–0,05
Segmentkernige Granulozyten	50–70	0,50–0,70
Eosinophile Granulozyten	2– 4	0,02–0,04
Basophile Granulozyten	0– 1	0,00–0,01
Monozyten	2– 6	0,02–0,06
Lymphozyten	25–45	0,25–0,45
Kinder		
Stabkernige Granulozyten	0–10	0,00–0,10
Segmentkernige Granulozyten	25–65	0,25–0,65
Eosinophile Granulozyten	1– 5	0,01–0,05
Basophile Granulozyten	0– 1	0,00–0,01
Monozyten	1– 6	0,01–0,06
Lymphozyten	25–50	0,25–0,50
Säuglinge		
Stabkernige Granulozyten	0–10	0,00–0,10
Segmentkernige Granulozyten	25–65	0,25–0,65
Eosinophile Granulozyten	1– 7	0,01–0,07
Basophile Granulozyten	0– 2	0,00–0,02
Monozyten	7–20	0,07–0,20
Lymphozyten	20–70	0,20–0,70

1.1 Bewertung der Thrombozytenveränderungen

1.1.1 Erkrankungen, die eine Thrombozytopenie verursachen

Erkrankung	Beurteilung
Wiskott-Aldrich-Syndrom	Seltene hereditäre Thrombozytopenie unterschiedlicher Ausprägung infolge einer Thrombozytenbildungsstörung. Gleichzeitig konstitutionelles Ekzem und Infektanfälligkeit sowie Dysgammaglobulinämie.
Idiopathische thrombozytopenische Purpura (Morbus Werlhof)	Unterschiedlich schwere Thrombozytopenie mit wechselnd stark verkürzter Überlebenszeit radioaktiv markierter Thrombozyten. Verstärkter Thrombozytenabbau in Milz und/oder Leber. Megakaryozyten vermehrt.

Fortsetzung nächste Seite

Fortsetzung

Erkrankung	Beurteilung
Verbrauchskoagulopathie	Thrombozytenabfall unterschiedlicher Ausprägung bei intravasaler Gerinnungsaktivierung.
Thrombotisch-thrombozytopenische Purpura (Moschkowitz-Syndrom)	Seltene Thrombozytopenie mit multiplen Thrombosen in den kleinen Arterien und mechanischer hämolytischer Anämie.
Hypersplenie-Syndrom	Mäßiggradige Thrombozytopenie ohne oder mit gleichzeitiger leichter Anämie und Leukopenie bei Milzvergrößerung.
Aplastisches Syndrom (Panmyelopathie)	Thrombozytopenie mit Anämie und Leukopenie (Panzytopenie) bei globaler Knochenmarksinsuffizienz.
Unreifzellige Leukämien, Endstadium chronischer Leukämien, Myelofibrose-Syndrom, Plasmozytom, Knochenmarksmetastasierung	Thrombozytopenie unterschiedlichen Schweregrades mit Anämie und Granulozytopenie infolge einer Überwucherung des normalen blutbildenden Knochenmarks durch Fremdgewebe (Verdrängungsmyelopathie) oder Knochenmarksfibrose.
Zytostatikatherapie	Meist reversible, dosisabhängige Thrombozytopenie bei der Behandlung mit zytostatisch wirkenden Medikamenten.

1.1.2 Krankheiten, die eine Thrombozytose verursachen

Erkrankung	Beurteilung
Splenektomie	Passagere postoperative Thrombozytose bis 1 Mio/mm^3 (1000/nl).
Schwere Allgemeinkrankheiten	Mäßiggradige passagere reaktive Thrombozytose während der aktiven Krankheitsphase.
Thrombozythämie	Progrediente Thrombozytose über 1 Mio/mm^3 (1000/nl) als Ausdruck einer primären proliferativen Erkrankung der Megakaryozytopoese im Knochenmark.
Polycythaemia vera	Thrombozytose bis 1 Mio/mm^3 (1000/nl) (selten darüber) in Verbindung mit einer Erythrozytose und Leukozytose als Ausdruck einer primären proliferativen Knochenmarkserkrankung.
Chronische myeloische Leukämie	Im Initialstadium der chronisch myeloischen Leukämie, Thrombozytose bis 1 Mio/mm^3 (1000/nl) als Ausdruck einer proliferativen Knochenmarkserkrankung.

1.2 Bewertung der Veränderungen des Differentialblutbildes

1.2.1 Erkrankungen mit einer Leukozytose (überwiegend Granulozytose)

Erkrankungen	Beurteilung
Generalisierte Infektionen (Sepsis) z.B.: durch Bakterien Pilze, Spirochäten Lokalisierte Infektionen: z.B. Abszeß, Furunkel, Phlegmone, Tonsillitis, Cholezystitis, Appendizitis, Peritonitis, Salpingitis, Pyelitis, Endokarditis	Infektiös-toxische Leukozytose. Leukozytenanstieg auf 15000 bis 25000/mm^3 (15 bis 25/nl) mit Linksverschiebung und toxischer Granulation.
Coma diabeticum, Coma uraemicum, Coma hepaticum, Eklampsie, Schwere Verbrennungen, Schockzustände, Myokardinfarkt	Endogen-toxische Leukozytose. Leukozytenanstieg auf 20000 bis 30000/mm^3 (20 bis 30/nl) mit Linksverschiebung und toxischer Granulation.
Vergiftungen (z.B. Leuchtgas, Insektengifte), Impfungen, Transfusionsreaktionen	Exogen-toxische Leukozytose. Wechselnder Anstieg der Leukozyten wenige Stunden nach Beginn der Exposition.
Akuter Blutverlust z.B.: bei Magenblutungen, Tubargravidität, Milzruptur, Trauma	Posthämorrhagische Leukozytose. Unterschiedlich starker Leukozytenanstieg bis 30000/mm^3 (30/nl), häufig gleichzeitig Thrombozytose und Anämie.
Eklampsie, Schwere Verbrennungen, Akute hämolytische Reaktionen, Maligne Tumoren mit Metastasenbildung	»Leukämoide« Reaktion. Leukozytenanstieg auf 50000 bis 100000/mm^3 (50–100/nl) mit extremer Linksverschiebung.
Chronisch myeloische Leukämie	Proliferative Leukozytose. Deutliche Vermehrung der Leukozyten auf 20000 bis 500000/mm^3 (20–500/nl) mit Linksverschiebung und fakultativer Vermehrung von Blasten, Eosinophilen und Basophilen. Fakultative Thrombozytose.

Fortsetzung nächste Seite

Fortsetzung

Erkrankungen	Beurteilung
Myelofibrose	Proliferative Leukozytose. Mäßiggradige Vermehrung der Leukozyten bis 50000/mm^3 (50/nl) mit Linksverschiebung und fakultativer Vermehrung von Blasten.
Polycythaemia vera	Proliferative Leukozytose. Leichter Leukozytenanstieg mit geringer Linksverschiebung, zusätzlich Polyglobulie und Thrombozytose.

1.2.2 Erkrankungen mit einer Leukopenie (vorwiegend Granulozytopenie)

Erkrankung	Beurteilung
Typhus abdominalis, Brucellose, foudroyant verlaufende Sepsis, Influenza, Masern, Röteln, Kala-Azar	Infektabhängige Leukopenie. Wechselnd stark ausgeprägter Leukozytenabfall je nach Schwere der Grundkrankheit. Ursache ist eine gesteigerte Leukozytenakkumulation am Ort der Entzündung und/oder eine Knochenmarksschädigung.
Röntgenbestrahlung, Zytostatikabehandlung, Thyreostatikabehandlung Benzolintoxikation	Physikalisch und chemisch-toxische Leukopenie. Unterschiedlich stark ausgeprägte Leukozytenerniedrigung infolge einer dosisabhängigen toxischen Knochenmarksschädigung.
Agranulozytose nach bestimmter Medikamentenexposition (z.B. Aminopyrin, Phenothiazine, Sulfonamide, Antikonvulsiva, Chloramphenicol)	Innerhalb weniger Stunden nach Exposition eintretender Leukozytenabfall mit vollständigem Fehlen von Granulozyten im peripheren Blut infolge einer medikamentenallergischen Leukozytenschädigung oder Medikamenten-Idiosynkrasie. Im Knochenmark häufig sogenanntes Promyelozytenmark.
Lupus erythematodes disseminatus (LE)	Chronische Leukopenie wahrscheinlich infolge einer Autoantikörperbildung (LE-Zellphänomen positiv) mit fakultativer Anämie und Thrombozytopenie.
Hypersplenie-Syndrom	Chronische Leukopenie infolge eines beschleunigten Leukozytenumsatzes oder einer Leukozytolyse in der vergrößerten Milz, fakultativ Anämie und/oder Thrombozytopenie.
Konstitutionelle Leukopenien	Seltene, zum Teil hereditäre chronische Leukopenien.

1.2.3 Krankheiten mit einer Vermehrung der eosinophilen Granulozyten

- Allergische Erkrankungen, z. B. Asthma bronchiale, Urtikaria, angioneurotisches Ödem, Pollinosis, allergische Vaskulitis
- Hauterkrankungen, z. B. Pemphigus vulgaris, Dermatitis herpetiformis, Erythema exsudativum multiforme
- Parasitenbefall, z. B. Trichinose, Zystizerkose, Echinokokkus, Skabies
- Infektionskrankheiten, z. B. Scharlach
- Tropische Eosinophilie
- Hypereosinophiles Syndrom, z. B. Löfflers-Syndrom, PIE-Syndrom, Löfgren-Syndrom, disseminierte eosinophile Kollagenerkrankung
- Maligne Erkrankungen, z. B. chronische myeloische Leukämie, Eosinophilen-Leukämie, Morbus Hodgkin und andere maligne Lymphome, metastasierende Karzinome, Mycosis fungoides
- Verschiedenes, z. B. eosinophile Gastroenteritis, eosinophile Zystitis, Polyarteriitis nodosa

Bei Kindern kann bis zum 5. Lebensjahr eine leichte Eosinophilie physiologisch sein (bis $500/mm^3$ (0,5/nl)).

1.2.4 Krankheiten und Zustände mit einer Vermehrung der basophilen Granulozyten

Myxödem, Ovulation, Schwangerschaft, Streß, Colitis ulcerosa, Fremdeiweißinjektion, nephrotisches Syndrom, Splenektomie, chronische myeloische Leukämie, Basophilen-Leukämie, chronische hämolytische Anämie.

1.2.5 Erkrankungen mit einer Monozytose

- Tuberkulose, subakute bakterielle Endokarditis, Brucellose, Syphilis
- Rekonvaleszenz nach akuten Infektionen und nach Agranulozytose, Malaria, Trypanosomiasis, Kala-Azar
- Monozytenleukämie, Morbus Hodgkin, andere maligne Lymphome und chronische myeloische Leukämie
- Lipidspeicherkrankheiten
- Karzinome
- Lupus erythematodes disseminatus
- Sarkoidose, Colitis ulcerosa, Enteritis regionalis Crohn
- Tetrachloräthan-Vergiftung

Bei Säuglingen ist bis zum 11. Lebenstag eine mäßiggradige Monozytose normal.

1.2.6 Erkrankungen mit einer Lymphozytose
- Infektionskrankheiten, z. B. Keuchhusten, akute infektiöse Lymphozytose, infektiöse Mononukleose, Zytomegalie, infektiöse Hepatitis
- Chronische Infektionen, z. B. Brucellose, Tuberkulose
- Lymphatische Leukämie (chronisch und akut), maligne Lymphome im Stadium der Generalisierung, Schwerkettenkrankheit, Morbus Waldenström

Bei Kindern ist bis zum 5. Lebensjahr eine mäßiggradige Lymphozytose normal.

1.2.7 Erkrankungen mit einer Lymphopenie

Morbus Hodgkin und einzelne Non-Hodgkin-Lymphome, maligne Tumoren, schwere Miliartuberkulose, Lupus erythematodes disseminatus, einige Antikörpermangelsyndrome, Röntgenbestrahlung, Kortisonbehandlung, Zytostatikabehandlung, Behandlung mit Antilymphozytenserum und neonatale Thymektomie.

2. Enzymdiagnostik

2.1 Alkalische Phosphatase (AP)

Normalbereiche, U/l	
Erwachsene ♀ ♂	55–147 (bis zum 50. Lebensjahr und Normgewicht) 60–170 (über 50 Jahre und/oder bei Übergewicht) 70–175
Kinder bis 10 Tg. 10–30 Tg. 1– 6 Mon. 6–12 Mon. 12–18 Mon. 18–24 Mon. 2– 9 J. 9–15 J.	110–450 110–580 140–720 120–700 110–650 110–590 110–500 130–700

Isoenzyme der Alkalischen Phosphatase
    Leberzell-AP   50–123
    Knochen-AP   9– 93
    Darm-AP   13– 86
Werte für Erwachsene nach der optimierten Standardmethode	

2.1.1 Erkrankungen mit Erhöhung der Serum-AP

Erkrankungen der Leber und Galle

Erkrankung	Beurteilung
Virushepatitis	Die unkomplizierte Virushepatitis zeigt keinen oder nur einen leichten AP-Anstieg (im Mittel bis 2fach), die cholestatische Verlaufsform im Mittel eine 3- bis 5fache Erhöhung. Ein spätcholestatischer Verlauf wird an einem stärkeren AP-Anstieg in der 2. bis 3. Woche nach Auftreten des Ikterus erkannt.
Chronisch aktive Hepatitis	AP-Werte sind leicht bis mäßig erhöht (im Mittel bis 2fach).
Akute alkohol-toxische Hepatitis	AP-Werte können stärker erhöht sein als bei der akuten Virushepatitis.

Fortsetzung nächste Seite

Fortsetzung

Erkrankung	Beurteilung
Verschlußikterus z.b. Steinverschluß, Pankreaskopftumor	Beim Verschlußikterus treten gewöhnlich höhere AP-Aktivitäten im Serum auf als bei akuten Hepatitiden. Dabei verursachen tumorbedingte Verschlüsse vielfach stärkere Anstiege als die steinbedingte Okklusion. Ein meßbarer Anstieg tritt beim Steinverschluß meist erst nach 24 h auf, die Transaminasen fallen dann schon ab. Am 3. Tag etwa zwei- und mehrfache Erhöhung.
Atresie der Gallenwege	Säuglinge mit kongenitaler Atresie der extrahepatischen Gallengänge haben einen Ikterus ohne Erhöhung der AP. Bei Atresie der intrahepatischen Gallenwege ist die AP stark erhöht.
Cholestat. Hepatose durch toxisch wirkende Substanzen	Erhöhung der AP-Serumaktivität auf Werte wie beim Verschlußikterus. Die Transaminasen sind nur leicht pathologisch. Ursache können z. B. folgende Medikamente sein: Chlorpromazin, Thiamazol, Östrogen/Gestagen-Präparate.
Nicht eitrige destruierende Cholangitis bzw. primär biliäre Zirrhose	Im Frühstadium ist für diese Krankheit folgende Befundkombination charakteristisch: stärkere Erhöhung der AP (etwa 3- bis 5fach), normale Transaminasen, normales Bilirubin. Im Endstadium zeigt das Bilirubin Werte von 10–20 mg/dl, die Transaminasen steigen selten über 100 U/l an.

Lebererkrankungen, die weniger regelmäßig bzw. erst bei ausgedehnter Organschädigung zur Erhöhung der AP führen:
Prim. Leberzellkarzinom, Lebermetastasen, Leberabszeß, Chron. Hepatitis, Infekt. Mononukleose, Leptospirose, Echinokokkose, Tuberkulose bzw. Sarkoidose und Amyloidose der Leber, Stauungsleber, Hämangiom in der Leber.

Erkrankungen des Skelettsystems

Erkrankung	Beurteilung
Maligne Knochenveränderungen z.B. Metastasen bei Prostata-, Mamma-, Bronchialkarzinom, Multiples Myelom	Bei multiplen Metastasen und Herden im Skelettsystem treten in etwa 50 % der Fälle Erhöhungen der AP zum Zeitpunkt der klinischen Beschwerden auf. Bei solitären Metastasen und Tumorherden kommt eine Vermehrung der Serum-AP mit weitaus geringerer Häufigkeit vor.
Osteomalazie z.B. bei Vit.-D-Resistenz, Chron. Niereninsuffizienz	AP-Anstieg ist ein frühes biochemisches Zeichen, die Osteoporose zeigt normale Werte. Ein Anstieg des 25–OH-Vitamin-D-Spiegels geht der AP-Erhöhung um Monate voraus.
Hyperparathyreoidismus	Die beim prim. und sekund. Hyperparathyreoidismus auftretenden Knochenveränderungen verursachen erst dann eine Erhöhung der AP, wenn röntgenologisch schon Skelettveränderungen vorliegen und auch das klinische Bild auf eine Erkrankung des Skelettsystems hindeutet.
Rachitis	Enzymanstieg schon sechs Wochen vor der klin. Symptomatik. Erfolgreiche Vit.-D-Therapie führt zur Normalisierung der Werte. Jedoch in den ersten Tagen der Medikation steigt die AP noch an.
Morbus Paget	AP nahezu immer erhöht. AP-Anstieg ist das früheste labordiagnostische Charakteristikum und verläuft langsam und parallel mit der Ausdehnung der Knochenprozesse. Ein rascher Anstieg kann auf ein Paget-Sarkom hinweisen.
Osteogenes Sarkom	Es können extrem hohe Werte auftreten.
Knochenmarkskarzinose, Fibröse Knochendysplasie, Osteomyelosklerose	Anstieg vorwiegend bei ausgedehntem Skelettbefall.

2.1.2 Erkrankungen mit Erniedrigung der Serum-AP

- Angeborene Hypophosphatasie (AP < 50 % des unteren Normalbereichs)
- Hypothyreoidismus
- Vit.-D-Intoxikation
- Milch-Alkali-Syndrom
- Perniziöse Anämie (vereinzelt)

2.2 α-Amylase

Normwerte, U/l		
	Serum	Harn
Bestimmungsmethode		
Saccharogen	73–256	♀ 240–3250
		♂ 220–1980
Amyloklastisch nach Street-Close	54–308	143–2325
Nephelometrisch	30–170	<1000
Chromogen	♀ 86–226	♀ 192–1310
	♂ 88–282	♂ 125–1590
Radiale Immundiffusion	54–308	143–2325

Umrechnungsfaktoren: 1 U = 5,4 Somogyi-E. = 1,64 Street-Close-E.

2.2.1 Abdominelle Erkrankungen mit Erhöhung der α-Amylase

Erkrankung	Beurteilung
Akutes Abdomen	Erhöhte Amylasewerte im Serum deuten bei akutem Abdomen vorwiegend auf den Ablauf einer *akuten Pankreatitis*. Differentialdiagnostisch müssen auch andere akute Ereignisse, die eine α-Amylaseerhöhung verursachen, in Erwägung gezogen werden, wie z. B. perforiertes Duodenalulkus, Gallenwegserkrankung, Tubenruptur bei ektopischer Schwangerschaft. Die Amylasebestimmung erlaubt keine Differenzierung dieser Erkrankungen. Sind bei mehrfacher Bestimmung in stündlichen Abständen die Serum-Amylasewerte nicht erhöht und ist die Harnamylase in mehreren 2-Stunden-Sammelportionen normal, kann mit relativ hoher Wahrscheinlichkeit eine akute Pankreatitis ausgeschlossen werden.
Akute Pankreatitis	Bei akuter Pankreatitis kommt es innerhalb von 3 bis 6 Stunden zu einem Anstieg der Serumamylase. Es besteht kein direkter Zusammenhang zwischen der Höhe des Anstiegs und dem Ausmaß des Organschadens. Erhöhungen um mehr als das 10fache sind häufig. Die Normalisierung des Amylasewertes tritt gewöhnlich innerhalb von 3 bis 5 Tagen auf. Vielfach ist der Serumanstieg nur vorübergehend und wird verpaßt, da die Amylase glomerulär filtriert wird. Die mehrmalige Bestimmung der Harnamylase in zweistündigen Sammelperioden oder im 24-Stunden-Sammelurin bringt in solchen Fällen eher ein patholog. Ergebnis. Eine normale Harnamylase spricht aber nicht grundsätzlich gegen das Vorliegen einer akuten Pankreatitis. Die diagnostische Sicherheit soll bei der Durchführung mehrerer zweistündiger Sammelperioden höher sein als im 24-Stunden-Sammelurin.

Fortsetzung nächste Seite

Fortsetzung

Erkrankung	Beurteilung
	Erhöht ist die Harnamylase bei der akuten Pankreatitis etwa acht Tage. Somit ist eine gewisse Verlaufskontrolle der akut entzündlichen Phase möglich, obwohl eine Normalisierung das Vorliegen einer nekrotisierenden Pankreatitis nicht ausschließt. Ein Wiederanstieg deutet auf Komplikationen wie Pseudozysten- und Abszeßbildung hin.
Chronische Pankreatitis	Erhöhungen der Serum- und Harnamylase kommen bei chronischer Pankreatitis nur im akuten Entzündungsschub und bei Abflußbehinderungen des Pankreassaftes vor. Liegt jedoch ein weitgehender Schwund des Parenchymgewebes durch fibrotischen Umbau vor, treten auch bei akuter Entzündung keine erhöhten Amylasewerte auf. Harnamylase und Serumlipase sind empfindlicher als die Serumamylase.
Niereninsuffizienz	Bei einer stärkeren Einschränkung der glomerulären Filtration ist die Serumamylase erhöht, die Lipase zeigt normale Werte. Sind beide Enzymaktivitäten erhöht, liegt möglicherweise eine urämische Begleitpankreatitis vor. Amylaseerhöhungen über das Zweifache des oberen Normalbereichs sind selten.
Tumor-Hyperamylasämie	Ektopische Bildung von Amylase in malignen Tumoren und Metastasen (z. B. Lungentumoren).
Makroamylasämie	Die α-Amylase ist an Immunglobuline (IgG und IgA) gebunden, in dieser Form wird sie nicht glomerulär filtriert. Da die Amylase-Clearance, die normal 2–3 ml/min beträgt, stark vermindert ist, kommt es zum Anstieg des Enzyms im Serum.
Parotitis	Der Anstieg der α-Amylase bei Parotitis geht nicht wie bei der Pankreatitis mit einer Erhöhung der Serumlipase einher. Sind beide Enzyme bei einer Parotitis erhöht, so liegt eine Miterkrankung des Pankreas vor.

2.3 Cholinesterasen (CHE)

Normwerte, kU/l		
Substrat	Frauen	Männer
Azetylthiocholinjodid Butyrylthiocholinjodid Propionylthiocholinjodid	1,2–3,2 2,1–6,7 2,9–6,9	1,3–3,7 2,3–7,4 3,1–7,5

2.3.1 Erkrankungen mit erniedrigten CHE-Werten

Erkrankung	Beurteilung
Chronische Lebererkrankungen (z.B. chron. aktive Hepatitis, Leberzirrhose)	Die CHE eignet sich zur Verlaufsbeurteilung chronischer Hepatitiden und ist besonders dann indiziert, wenn diese über einen längeren Zeitraum rezidivierend ikterisch verlaufen. Die chronisch persistierende und die alkoholtoxische Hepatitis führen nicht zum stärkeren Abfall der CHE-Aktivität. Inaktive Leberzirrhosen zeigen nur leicht bis mäßig erniedrigte Werte. Bei nekrotisierenden Schüben kann die CHE jedoch unter 0,5 kU/l absinken. Sowohl bei den chronischen Lebererkrankungen als auch bei den Zirrhosen entsprechen die Verminderungen der CHE-Aktivität der Schwere des Krankheitsverlaufs.
Lebertumoren	Bei Metastasenleber und primären Lebertumoren kommt es mit stärkerer Ausdehnung des neoplastischen Prozesses zum Abfall der CHE.
Akut toxischer Leberzellschaden	Bei Vergiftung mit dem Knollenblätterpilz oder organischen Lösungsmitteln ist der Abfall der CHE-Aktivität ein Maß für den Untergang von Leberparenchym.
Vergiftung mit Thiophosphat-Insektiziden	Thiophosphat-Insektizide hemmen die Aktivität der CHE. Da klinische Erscheinungen wie Miosis, Muskelschwäche und Kopfschmerzen erst auftreten, wenn nach Inkorporation der Insektizide die CHE schon auf 60 % des unteren Normwertes abgesunken ist, kann die CHE-Bestimmung zur Überwachung gefährdeter Personen eingesetzt werden.
Hereditärer CHE-Mangel: Heterozygote Form, Homozygote Form	Der hereditäre CHE-Mangel ist ein rezessiv vererbtes Leiden, es wird eine atypische CHE gebildet. Heterozygote Merkmalsträger haben normale und atypische CHE, die CHE-Aktivität im Serum ist nicht oder nur gering vermindert. Homozygote haben nur atypische CHE, die Serum-CHE ist deutlich vermindert. Muskelrelaxantien vom Succinylcholin-Typ werden von diesen Personen verzögert abgebaut, es kann eine Atemlähmung resultieren. Bei erniedrigter CHE-Aktivität gibt die Ermittlung der Dibucainzahl Auskunft, ob der CHE-Mangel hereditär bedingt ist.
Therapie mit Endoxan®	Bei der Behandlung von Tumorkranken mit Endoxan® kann eine bis zu 75 %ige Hemmung der CHE am ersten Tag auftreten. Normalisierung innerhalb einer Woche.

2.3.2 Erkrankungen mit gelegentlicher Verminderung der CHE-Werte

Erkrankung	Beurteilung
Progressive Muskeldystrophie, Myotonia congenita Thomsen	Deutliche Erniedrigungen können auftreten. Die CHE hat für die Diagnostik der Skelettmuskelerkrankungen keine Bedeutung.
Akute Hepatitis, Herzinfarkt, Perniziöse Anämie, Trichinose, Akute Parablastenleukämie, Chronische Infekte	CHE spielt zur Diagnostik dieser Erkrankungen gegenüber anderen Laboranalysen keine Rolle. Die Erniedrigung der CHE-Aktivität tritt bei der unkomplizierten Virushepatitis und dem Herzinfarkt nur kurzzeitig auf und ist sehr diskret. Bei Trichinose sind CHE-Erniedrigungen noch bis zu sechs Monaten nach Befall nachweisbar.
Kachexie, Tumoren	Bei Kachexie und Tumoren beruht der erniedrigte CHE-Spiegel im Serum auf einer verminderten Proteinsynthese der Leber.

2.3.3 Erkrankungen mit Erhöhung der CHE-Werte

Erkrankung	Beurteilung
Nephrot. Syndrom, Exsudative Enteropathie	Die Synthesen von CHE und Albumin in der Leber verlaufen gekoppelt. Bei beiden Erkrankungen kommt es zum Verlust von Albumin mit kompensatorisch gesteigerter Albumin- und CHE-Synthese.
Hyperthyreose, Schwere Adipositas	Leichtere Erhöhungen treten teilweise auf. Sie sind für die Diagnostik dieser Erkrankungen nicht bedeutend.
Ikterus juvenilis intermittens Gilbert-Meulengracht	CHE leicht bis mäßig erhöht.

2.4 Gesamt-Kreatin-Kinase (CK)

Normwerte, U/l	
Erwachsene CK-Glutathion aktiviert CK-NAC aktiviert	bis 50 ♀ bis 60 ♂ bis 70
Kinder (CK-Glutathion aktiviert) Neugeborene bis 22. Tag 3. Woche – 3. Mon. 3. Mon. – 9. Mon. Klein- und Schulkinder	bis 138 bis 70 bis 60 bis 55

2.4.1 CK bei Skelettmuskelerkrankungen

Erkrankung	Beurteilung
Progr. Muskeldystrophie	Schon Jahre vor der klinischen Symptomatik erhöhte Werte. Beim Auftreten des klinischen Bildes oft Erhöhung auf das 10- bis 100fache der Norm. In weit fortgeschrittenen Fällen nur noch geringe Erhöhung. Ebenfalls pathologisch sind LDH, Transaminasen und Aldolase.
Myotone Dystrophie, Curschmann-Steinert, Myotonia congenita Thomsen, Myasthenia gravis	Bei diesen drei Formen der Muskelerkrankung treten unregelmäßig leichtere bis mäßige CK-Erhöhungen auf.
Spinale Muskelatrophien	Erhöhungen teils beim Typ Aran-Duchenne und Kugelberg-Welander, nicht beim Werdnig-Hoffmann.
Dermatomyositis, Polymyositis	Meist stark erhöht bei akuten Fällen, ebenfalls GOT und LDH. LDH zeigt stärkeren Anstieg als CK und GOT.
Traumatische Muskelschädigung	Je nach Trauma mäßiger bis stärkerer Anstieg, immer stark, wenn gleichzeitig Myoglobinurie vorliegt.

2.4.2 CK bei anderen Erkrankungen

Erkrankung	Beurteilung
Hirninfarkt, Schädel-Hirn-Trauma, Meningitis	CK-Erhöhung diskreter Natur, selten > 150 U/l. Beim Hirninfarkt wird der maximale Anstieg am 2. bis 3. Tag erreicht.

Fortsetzung nächste Seite

Fortsetzung

Erkrankung	Beurteilung
Anfallsleiden und Krämpfe	Ansteig unterschiedlich, je nach Traumatisierung der Muskulatur.
Nach Operationen	1 bis 2tägige Erhöhung, wenn Muskelrelaxantien angewendet wurden, normale Narkose verursacht keinen Anstieg.
Nach Geburten	Aktivitätsanstieg für etwa zwei Wochen.
Schlafmittelvergiftung, Chronischer Alkoholismus, Pulmonalembolie, Aorta dissecans, Hypothyreose	Leichter bis mäßiger Anstieg der CK-Aktivität.

2.5 Kreatinin-Kinase MB (CK-MB)

Im *Normalserum* liegt die CK-MB in *nicht meßbaren Aktivitäten* vor. Bei Patienten mit akutem Herzinfarkt liegt der Aktivitätsanteil der CK-MB an der erhöhten Gesamt-CK zwischen 5 und 25 %.

Verhalten der CK-MB beim Herzinfarkt

Aktivitätsanstieg	gewöhnlich nach 4 bis 6 h, kann vor Erhöhung der Gesamt-CK auftreten
Maximalwert	gewöhnlich nach 10 bis 20 h
Normalisierung	innerhalb von fünf Tagen nach dem Infarktereignis

Herzmuskelbedingte leichte Erhöhung der CK-MB können auch bei Myokarditis, Ca-induzierten Herzmuskelnekrosen, passagerer Ischämie infolge Koronarangiographie auftreten.

Nicht-herzmuskelbedingte und *durch Skelettmuskelschädigung verursachte* CK-MB-Anstiege treten bei Muskeldystrophie Typ Duchenne (5–16 % der Gesamt-CK-Aktivität entsprechen der CK-MB), bei exogenen Intoxikationen, postoperativ, nach Epilepsieanfällen sowie bei gastrointestinalen Erkrankungen auf.

Aktivitäten der CK-MB, die der Gesamt-CK entsprechen oder höher sind, werden bei Personen gefunden, die als genetisch bedingte Variante im Skelettmuskel einen hohen CK-MB- und niedrigen CK-MM-Anteil haben.

2.6 Gamma-Glutamyl-Transferase (γ-GT)

Normwerte, U/l		
Erwachsene	♀ ♂	4–18 6–28
Kinder	Frühgeborene Neugeborene 3. Woche – 3. Mon. 3. Mon. – 12. Mon. Kleinkinder Schulkinder Jugendliche	bis 175 bis 133 bis 83 bis 51 bis 17 bis 17 bis 26

2.6.1 Erkrankungen mit Erhöhung der γ-GT

Erkrankung	Enzymanstieg im Mittel, U/l	Beurteilung
Akute Virushepatitis: unkomplizierter Verlauf	100	Die nicht komplizierte Verlaufsform der akuten Virushepatitis geht mit einem mäßigen γ-GT-Anstieg einher, der Quotient γ-GT/GOT beträgt in den ersten zwei Wochen nach Auftreten des Ikterus etwa 0,1. Der Abfall erfolgt in der 3. Woche und ist langsamer als bei den Transaminasen. Werden in der 8. bis 12. Woche normale Werte erreicht, so gilt das als ein Kriterium für die klinische Ausheilung. Persistenz deutet den Übergang in eine chronische Hepatitis an.
Cholestatische Verlaufsform	>300	Die cholestat. Verlaufsform zeigt frühzeitig einen relativ starken γ-GT-Anstieg. Der Quotient γ-GT/GOT erreicht den Wert von 1.
Chronische aktive Hepatitis	170	γ-GT häufig stärker erhöht als die Transaminasen. Quotient γ-GT/GOT = 1–3.
Alkoholische Fettleber,	50	Patienten mit alkoholischer Fettleber haben eine leichte Erhöhung der γ-GT bei normalen bis diskret erhöhten Transaminasen.
Chronische alkoholtoxische Hepatitis	300	Der Quotient γ-GT/GOT >6 erlaubt eine Abgrenzung der alkoholtoxischen Hepatitis von den anderen chronischen Hepatitiden.

Fortsetzung nächste Seite

Fortsetzung

Erkrankung	Enzymanstieg im Mittel, U/l	Beurteilung
Leberzirrhose: posthepatitisch, primärbiliär, alkoholtoxisch	40 300 200	Die primärbiliäre und die alkoholtoxische Zirrhose können anhand der hohen γ-GT von der posthepatitischen Form differenziert werden. Der Quotient γ-GT/GOT ist >6 bei primär biliärer und 3–6 bei alkoholisch toxischer Zirrhose.
Verschlußikterus	300	γ-GT ist immer erhöht, auch zu 85 % bei anikterischen Galleabflußbehinderungen. Quotient γ-GT/GOT = 3–6 am 2. Tag nach Auftreten des Ikterus.
Akut toxische Leberschäden: z.B. Alkohol, Tetrachlorkohlenstoff, Chlorpromazin	>300	Anstieg der γ-GT hängt von der Schwere des Schadens ab, ist allgemein stärker als die Transaminasenerhöhung. Leberschäden, verursacht durch hormonelle Kontrazeptiva und Halothan, führen demgegenüber zu keiner oder nur zur geringen Erhöhung der γ-GT.
Metastasenleber	>50	Der Enzymanstieg ist vorwiegend von der Wachstumsgeschwindigkeit der Metastasen abhängig, weniger von deren Größe und Lokalisation.

2.6.2 Extrahepatische Erkrankungen mit Erhöhung der γ-GT

Erkrankung	Beurteilung
Akute Pankreatitis	Erhöhung der γ-GT auf das 2- bis 10fache der Norm in der ersten Woche.
Pankreaskopfkarzinom	Verursacht sehr starken Anstieg der γ-GT, wenn es zum Obstruktionsikterus kommt.
Herzinfarkt	Anstieg der γ-GT am 4. Tag, Maximum zwischen 8. und 12. Tag, im Mittel bei 100 U/l.
Rechtsherzinsuffizienz, Infektiöse Mononukleose	γ-GT-Erhöhung aufgrund einer Mitbeteiligung der Leber.

2.7 Glutamat-Dehydrogenase (GLDH)

Normwerte, U/l		
Erwachsene	♀ ♂	bis 3,0 bis 4,0
Kinder	1–30 Tag 1– 6 Mon. 7–12 Mon. 13–24 Mon. 2– 3 J. 13–15 J.	bis 6,6 bis 4,3 bis 3,5 bis 2,8 bis 2,6 bis 3,2

2.7.1 Erkrankungen mit Erhöhung der GLDH

Erkrankung	Beurteilung
Akute Leberdystrophie z.B.: Akute Rechtsherzinsuffizienz, Knollenblätterpilzvergiftung	GLDH 100fach und mehr erhöht, es können Aktivitäten >1000 U/l auftreten. $\frac{GOT + GPT}{GLDH} = <20$
Akute Virushepatitis	GLDH-Anstieg etwa 10fach bei der nicht komplizierten Form, ähnlicher Verlauf während der Erkrankung wie die Transaminasen. $\frac{GOT + GPT}{GLDH} = >50$
Chronische aktive Hepatitis	Erhöhung der GLDH im Mittel 5fach. $\frac{GOT + GPT}{GLDH} = 20-50$
Leberzirrhose	Anstieg wird bei nekrotisierenden Schüben gefunden und beträgt etwa das 2- bis 5fache des oberen Normwertes. $\frac{GOT + GPT}{GLDH} = 20-50$
Verschlußikterus	GLDH-Erhöhung etwa 10fach, bei Steinverschluß schon innerhalb 36 Stunden nach Auftreten der Gallenkolik, dann Abfall. $\frac{GOT + GPT}{GLDH} = <20$
Lebertumor, -metastasen	GLDH-Anstieg unterschiedlichen Ausmaßes, meist dann auch Transaminasen und γ-GT erhöht. $\frac{GOT + GPT}{GLDH} = <20$

2.8 Glutamat-Oxalazetat-Transaminase (GOT)

Normwerte, U/l			
Erwachsene		♀ ♂	bis 15 bis 19
Kinder		1. Tag – 3. Woche 3. Woche – 12. Mon. 1. – 6. Jahr 6. – 14. Jahr	bis 35 bis 28 bis 23 bis 20

2.8.1 Erkrankungen mit Erhöhung der GOT

Erkrankung	Enzyman- stieg im Mittel, U/l	Beurteilung
Herzinfarkt	120	Zeitliches Verhalten der GOT nach dem akuten Ereignis: verwertbarer Enzymanstieg nach 4–8 h Maximalwert nach 16–48 h Normalisierung nach 3–6 Tagen
Akute Virushepatitis	700	Enzymanstieg vor Auftreten des Ikterus, auch bei anikterischem Verlauf GOT-Erhöhung. Unkomplizierte Verlaufsform: GOT/GPT < 0,7, Abfall der Aktivität in der 2. Woche nach Auftreten des Ikterus. Nekrosetyp: GOT/GPT > 0,7
Chronische Hepatitis: persistierender Verlauf, aggressive Form	50 160	Die GOT-Erhöhung ist für die aggressive Verlaufsform obligat, die persistierende Hepatitis kann auch ohne Enzymanstieg verlaufen.
Leberzirrhose: posthepatisch primärbiliär alkoholtoxisch	65 60 65	Obwohl die GOT in einem hohen Prozentsatz bei Leberzirrhosen pathologisch ist, hat sie zur Diagnose und Verlaufskontrolle nur geringe Bedeutung.
Verschlußikterus	120	Dieser Enzymanstieg wird am 1. Tag nach Auftreten des Ikterus gemessen, in den folgenden drei Tagen Abfall auf Werte um 50 U/l.
Akut toxische Leberschäden, z.B. durch Halothan, Östrogen/ Gestagen-Präparate	> 2000 > 100	Der Anstieg der GOT hängt vom Ausmaß der Zellschädigung ab. Leberschäden, verursacht durch Chlorpromazin und Thiamazol, führen nicht zur GOT-Erhöhung.

Fortsetzung nächste Seite

Fortsetzung

Erkrankung	Enzymanstieg im Mittel, U/l	Beurteilung
Skelettmuskelerkrankungen: Progressive Muskeldystrophie Neurogene Muskelatrophie	50 50	Die GOT ist bei der progr. Muskeldystrophie schon vor Auftreten des klinischen Erscheinungsbildes pathologisch und fällt bei voller Ausbildung langsam ab. Der Quotient CK/GOT ist > 9.

2.9 Glutamat-Pyruvat-Transaminase (GPT)

Normwert, U/l		
Erwachsene	♀ ♂	bis 19 bis 23
Kinder	1. Tag – 3. Woche 3. Wo. – 6. Mon. 6. Mon. – 14. Jahr	bis 24 bis 28 bis 20

2.9.1 Erkrankungen mit Erhöhung der GTP

Erkrankung	Enzymanstieg im Mittel, U/l	Beurteilung
Akute Virushepatitis	1200	Enzymanstieg vor Auftreten des Ikterus, auch bei anikterischem Verlauf GPT-Erhöhung. Unkomplizierte Verlaufsform: GOT/GPT < 0,7, Abfall der Aktivität in der 2. Woche nach Auftreten des Ikterus, Normalisierung 6. bis 8. Woche. Nekrosetyp: GOT/GPT > 0,7.
Chronische Hepatitis: persistierender Verlauf, aggressive Form	90 170	Bei chronischen Hepatitiden deutet ein Enzymquotient GOT/GPT < 0,7 auf eine persistierende Verlaufsform hin. Werte > 0,7 kommen bei der aggressiven Form vor.
Leberzirrhose: posthepatitisch, primärbiliär, alkoholtoxisch	50	Die GPT ist für Diagnose und Verlaufskontrolle der Leberzirrhose nur von geringer Bedeutung. GOT/GPT > 0,7.

Fortsetzung nächste Seite

Fortsetzung

Erkrankung	Enzyman-stieg im Mittel, U/l	Beurteilung
Verschlußikterus	200	Dieser Enzymanstieg wird am 1. Tag nach Auftreten des Ikterus gemessen und fällt innerhalb der nächsten zwei Tage ab.
Akut toxische Leberschäden z.B. durch Halothan, Östrogen/Gestagen-Präparate	>2000 200	Der GPT-Anstieg hängt vom Ausmaß der Leberparenchymnekrosen ab. Toxische Schädigungen, verursacht durch Thiamazol und Chlorpromazin, bewirken nur einen geringen GPT-Anstieg. Führen Ovulationshemmer zur GPT-Erhöhung, ist auch immer die LAP stärker pathologisch.

2.10 Laktat-Dehydrogenase (LDH), 2-Hydroxybutyrat-Dehydrogenase (HBDH)

Normwerte, U/l			
		LDH	HBDH
Erwachsene		120–240	68–135
Kinder	1–30 Tag	150–785	98–515
	1– 6 Mon.	160–437	92–310
	7–12 Mon.	145–365	89–267
	13–24 Mon.	86–315	83–222
	2– 3 J.	206–296	70–175
	12–19 J.	90–270	60–173

2.10.1 Erkrankungen mit Erhöhung der LDH

Erkrankung	Beurteilung
Herzinfarkt	Enzymverhalten nach akutem Ereignis: |	LDH	HBDH
---	---	---
Verwertbarer Enzymanstieg	6–12 h	6–12 h
Maximalwert	24–60 h	30–72 h
Normalisierung	7.–15. Tag	10.–20. Tag
HBDH/LDH		>0,8	 Der Quotient HBDH/LDH ist auch dann noch aussagekräftig, wenn andere Parameter der Herzinfarktdiagnostik wie die CK-MB, Gesamt-CK und GOT schon im Normbereich liegen. Dies ist besonders wichtig, wenn ein mutmaßlicher Infarkt schon fünf Tage und länger zurückliegt. Die LDH und HBDH sind aufgrund des langsamen Serumabfalls ein gutes Kriterium zur Verlaufskontrolle eines Infarktes. Es können auftretende Komplikationen wie der Beginn einer Rechtsherzinsuffizienz und die Ausbildung eines kardiogenen Schocks am Abfall des Quotienten erkannt werden.
Skelettmuskelerkrankungen:	Die HBDH wird ergänzend zur LDH bestimmt, wenn differentialdiagnostisch ein Herzinfarkt ausgeschlossen werden soll. Der Quotient HBDH/LDH ist bei Skelettmuskelerkrankungen <0,6.
Progrediente Muskeldystrophie	Beim Typ Duchenne schon Jahre vor der klin. Symptomatik LDH-Anstieg, im Verlauf der Erkrankung tritt eine Erhöhung um etwa den Faktor 5 auf. In weit fortgeschrittenen Fällen nur geringer oder kein Anstieg. Beim Gliedergürtel- und Fazio-skapulo-humeralen Typ Erhöhung im Mittel auf das 2fache.
Neurogene Muskelatrophie	Beim Typ Aran-Duchenne und Kugelberg-Welander der spinalen Muskelatrophie und bei der peronealen Muskelatrophie treten signifikant erhöhte LDH-Werte auf (etwa bis Faktor 2).
Dermatomyositis, Polymyositis	Im akuten Zustandsbild treten ausgeprägte Erhöhungen der LDH und HBDH auf, der Quotient HBDH/LDH bleibt im Normbereich. LDH steigt stärker an als CK und GOT.
Korpuskulär und extrakorpuskulär bedingte hämolytische Anämien	Die LDH-Erhöhung tritt erst bei stärkeren Hämolysen auf und erreicht Werte von 1500 U/l. Der Quotient HBDH/LDH ist normal oder erhöht. Das Verhältnis LDH/GOT ist größer als 12,5 und erlaubt eine Abgrenzung des hämolytischen Ikterus gegenüber dem hepatischen Typ, der mit Werten < 12,5 einhergeht. Angeborene Formen der hämolytischen Anämie verursachen nur selten LDH-Erhöhungen.

Fortsetzung nächste Seite

Fortsetzung

Erkrankung	Beurteilung
Perniziöse Anämie	LDH 10fach und mehr erhöht, HBDH zeigt immer stärkeren Anstieg, Quotient HBDH/LDH erhöht. Unter der Behandlung normalisieren sich die Enzymwerte.
Maligne Tumoren	Die LDH ist nicht als Suchtest für maligne Tumoren geeignet, da normale Aktivitäten ein Malignom nicht ausschließen. Stark erhöhte Werte werden oft bei Metastasenleber, myeloischer Leukämie, Bronchialkarzinom und Morbus Hodgkin gefunden. Die LDH kann zur Beurteilung der Therapie und Verlaufskontrolle dieser malignen Erkrankungen eingesetzt werden.
Niereninfarkt	Ein Niereninfarkt muß in Betracht gezogen werden, wenn es im Verlauf einer akuten abdominalen Erkrankung zu einem Anstieg von LDH und HBDH sowie zur Erhöhung des Quotienten HBDH/LDH auf Werte >0,8 kommt.
Lungeninfarkt	Anstieg der LDH innerhalb von 24 h nach Auftreten des Brustschmerzes bei noch normaler GOT weist auf einen Lungeninfarkt hin. Die GOT erreicht erst am 2. Tag pathologische Werte.

2.11 Lipase

Normwerte	
Methode	Einheiten
nach Rick	20–160 U/l
nach Tietz	0,4–0,8 Tietz-Einheiten/ml
Lipase-Schnelltest	bis 200 U/l

2.11.1 Erkrankungen mit Erhöhung der Lipase

Erkrankung	Beurteilung
Akutes Abdomen	Erhöhte Serum-Lipasewerte können bei akutem Abdomen auf einer akuten Pankreatitis oder auf extrapankreatischen Erkrankungen beruhen, z. B. Penetration eines Duodenalulkus ins Pankreas, freie Darmperforation, Gallenwegserkrankung, Dünndarmstenose. Jedoch tritt der Lipaseanstieg bei nichtpankreasbedingtem akuten Oberbauch wesentlich seltener auf. Eine akute Pankreatitis kann nahezu ausgeschlossen werden, wenn bei mehrfacher Bestimmung innerhalb der ersten 12 h kein Lipaseanstieg erfolgt.

Fortsetzung nächste Seite

Fortsetzung

Erkrankung	Beurteilung
Akute Pankreatitis	Bei akuter Pankreatitis kommt es innerhalb von 3 bis 6 h zum Anstieg der Serumlipase. Er fehlt in der frühen Krankheitsphase selten, sinkt jedoch bei nekrotisierender Pankreatitis wieder rasch ab. Ein Abfall zeigt deshalb nicht immer eine Besserung des akuten Bildes an. Die Höhe des Serumspiegels korreliert nicht mit der Schwere des Krankheitsbildes. Normalisierung nach etwa 18 Tagen, bei anhaltender Erhöhung muß eine Pankreaspseudozystenbildung oder Abszedierung in Erwägung gezogen werden.
Chronische Pankreatitis	Lipaseerhöhung im Serum tritt bei chronischer Pankreatitis nur im akuten Entzündungsschub oder bei Verlegung des Ductus pancreaticus auf. Oft ist der Anstieg nur flüchtig. Die primär chronische Form der Pankreatitis geht nicht mit einer Lipaseerhöhung einher.

2.11.2 Bestimmung der Serumlipase zum Ausschluß einer Pankreatitis

Erkrankung	Beurteilung
Parotitis	Bei akuter Parotitis sind Serum- und Harnamylase erhöht. Eine normale Serumlipase schließt die Mitbeteiligung des Pankreas aus.
Niereninsuffizienz	Stärkere Verminderung der glomerulären Filtrationsrate führt zur Erhöhung der Serumamylase und täuscht eine Pankreatitis vor. Sie kann durch Lipasewerte im Normbereich ausgeschlossen werden.
Tubargravidität	Bei akutem Abdomen, erhöhter Amylase und normaler Lipase im Serum muß differentialdiagnostisch eine Tubenruptur bei ektopischer Schwangerschaft in Erwägung gezogen werden.
Makroamylasämie	Erhöhte Amylase bei normaler Lipase im Serum ist charakteristisch für das seltene Bild der Makroamylasämie. Die Amylase-Clearance im Urin ist unter 2 ml/min, das Verhältnis Amylase-Clearance zu Kreatinin-Clearance $< 0,010$.

2.12 Saure Phosphatase (SP)

Normwerte, U/l		
Erwachsene	Gesamt-SP Prostata-SP	4,8–13,5 bis 3,7
Kinder (Gesamt-SP)	Neugeborene bis 6 Mon. 6–12 Mon. 2– 9 J. 10–14 J. 15 J.	10–58 11–45 11–35 10–29 10–27 11–22

2.12.1 Erkrankungen mit Erhöhung der Gesamt-SP und/oder der Prostata-SP

Erkrankung	Beurteilung
Prostatakarzinom	Erhöhte Gesamt-SP und Prostata-SP im Serum tritt vielfach dann auf, wenn: – der Tumor die Organgrenzen überschreitet und in die Weichteile penetriert, – eine Metastasierung in die Knochen und Weichteile erfolgt ist.
	Die alkalische Phosphatase ist in etwa 65 % der Fälle erhöht, wenn Knochenmetastasen vorliegen. Bei Behandlung des Tumors kann der Therapieerfolg am Abfall der SP beurteilt werden.
Prostatahypertrophie, Prostatitis	Beide Erkrankungen können zur leichteren bis mäßigen Erhöhung der Gesamt-SP und Prostata-SP innerhalb von 48 h nach Massage des Organes führen.
Prostatainfarkt	Bewirkt Erhöhung der Gesamt-SP und Prostata-SP; ist selten, muß aber beim Anstieg der Enzymaktivität in Erwägung gezogen werden.
Knochenerkrankungen	Folgende Tumoren und Erkrankungen des Knochens führen zur Erhöhung der Gesamt-SP bei normaler Prostata-SP: – osteolytisches Sarkom – Marmorknochen-Krankheit – Morbus Paget – prim. Hyperparathyreoidismus
Metastasen bei malignen Tumoren	Die Metastasen des Prostatakarzinoms im Skelettsystem und den Weichteilen bilden eigenständig SP und bewirken auch einen Anstieg, wenn der Primärtumor entfernt ist.

Fortsetzung nächste Seite

Fortsetzung

Erkrankung	Beurteilung
	Metastasen bei Mammakarzinom und Hypernephrom führen demgegenüber nur zur Erhöhung der Gesamt-SP; die Prostata-SP ist normal.
Thrombozythämien Thrombozytopenien, Megaloblastische Anämien, Myelosen, Retikulosen	Alle diese Erkrankungen können bei akutem Zellzerfall zur Erhöhung der Gesamt-SP führen, da die Blutzellen reich an SP sind.

3. Lipide

3.1 Cholesterinwerte

mg/dl	mmol/l	Beurteilung
bis 220	bis 5,7	unauffällig
220–260	5,70–6,73	verdächtig
ab 260	ab 6,73	erhöht

3.2 Triglyzeridwerte

mg/dl	mmol/l	Beurteilung
bis 150	bis 1,71	unauffällig
150–200	1,71–2,28	verdächtig
ab 200	ab 2,28	erhöht

3.3 LDL-Cholesterin und Apolipoprotein B

Normalbereiche		
LDL-Cholesterin	Neugeborene Einjährige Erwachsene	15– 60 mg/dl (0,4–1,6 mmol/l) 68–154 mg/dl (1,8–4,0 mmol/l) 60–210 mg/dl (1,6–5,4 mmol/l)
Apolipoprotein B		0,45–1,25 g/l (RID-Technik) 0,51–1,15 g/l (RIA-Technik)

3.4 Lipoprotein-Elektrophorese

Aufgrund der Einteilung von Fredrickson und Lees werden elektrophoretisch folgende sechs Typen von Hyperlipoproteinämien unterschieden:

Typ	Lp-Vermehrung	TG	Chol.
I	Chylomikronen	stark ↑	normal
IIa	β-Lp	normal	↑
IIb	β-Lp u. Prä-β-Lp	↑	↑
III	atyp. Lp	↑	↑
IV	Prä-β-Lp	↑	normal, ↑
V	Prä-β-Lp, Chylomikronen	stark ↑	↑

4. Plasmaproteine

4.1 Serumeiweiß-Elektrophorese

Normalbereiche
Variationsbreite der Serumeiweißfraktionen in Relativ-%:

Anfärbung	Albumin	Globuline			
		α_1	α_2	β	γ
Amidoschwarz	58,2–72,4	2,1–3,9	4,5– 8,5	8,0–13,0	10,1–20,5
Ponceaurot S	55,3–68,9	1,6–5,6	5,9–11,1	7,9–13,9	11,4–18,2
Variationsbreite der Proteinfraktionen in g/l:					
	35–55	2–4	4–7	6–9	7–18

4.2 Plasmaproteine – Normwerte

Achtung:
z. T. alters- und geschlechtsabhängig.
LN = Laser-Nephelometrie;
EIA = Enzym-Immuno-Assay; RID = Radiale Immundiffusion.

Normalbereiche			
Albumin	LN		3500–5500 mg/dl
α_1-Antitrypsin	LN		200– 400 mg/dl
C 3	LN RID EIA		55– 120 mg/dl 35– 115 mg/dl 180– 320 mg/dl
C 4	LN und RID		20– 50 mg/dl
Coeruloplasmin	LN und RID		15– 60 mg/dl
Ferritin	RIA	Männer Frauen	30– 400 ng/ml 30– 150 ng/ml
Haptoglobin	LN		100– 300 mg/dl

Fortsetzung nächste Seite

Fortsetzung

Normalbereiche		
IgG	LN und RID	800–1800 mg/dl
IgA	LN und RID	90– 450 mg/dl
IgM	LN und RID	60– 250 mg/dl
IgD	RID	0,3–40 mg/dl
IgE	RID RIA EIA	0,01–0,140 mg/dl bzw. 25–75 I.E./ml 21,0–22,6 I.E./ml 19,2–20,3 I.E./ml
α_2-Makroglobulin	LN RID	150–420 mg/dl 110–300 mg/dl
Myoglobin	RIA Männer Frauen	 16–76 ng/ml 7–64 ng/ml
Properdin-Faktor	RIA	10–40 mg/dl
Saures α_1-Glykoprotein	LN	55–140 mg/dl
Transferrin	LN	200–400 mg/dl

4.3 Immunglobuline

Normalbereiche *Altersgruppe 15–64 Jahre*			
Konzentrationsangabe	IgG	IgA	IgM
IU/ml	92–207	54–264	♀ 80–322 ♂ 69–287
g/l	8,0–18,0	0,9–4,5	♀ 0,7–2,8 ♂ 0,6–2,5

Kinder und Säuglinge			
Alter	IgG	IgA	IgM
12–13 J.	89–174	65–193	80–172
10 J.	84–156	42–132	92–172
5 J.	74–164	31–131	46–207
4 J.	62–166	31–125	60–230
3 J.	58–157	27– 80	53–218

Fortsetzung nächste Seite

Fortsetzung

Kinder und Säuglinge			
Alter	IgG	IgA	IgM
2 J.	60–124	21– 98	83–184
7–12 Mon.	40–136	21– 98	41–120
4– 6 Mon.	22– 99	6– 57	29–138
3 Mon.	33–106	1– 34	21– 93
6 Wo.	39– 99	0– 13	15– 82
Neugeborene	86–173	nicht nachweisbar	13– 40
Angaben in IU/ml			
Umrechnung: IgG IU/ml x 0,0868 = g/l; IgA IU/ml x 0,0168 = g/l; IgM IU/ml x 0,0087 = g/l			

4.3.1 Verhalten der Immunglobuline bei Lebererkrankungen

Erkrankung	Mittlerer Anstieg in %			Beurteilung
	IgG	IgA	IgM	
Alkoholtoxische Leberzirrhose	20–60	>60	0	Die alkoholtoxische Zirrhose kann von den anderen Verlaufsformen durch ihre deutliche IgA-Vermehrung differenziert werden. IgA ist in Relation zum IgG immer stärker erhöht.
Primärbiliäre Leberzirrhose	<20	<20	>100	Die primär biliäre Zirrhose zeichnet sich häufig durch eine ausgeprägte Erhöhung von IgM aus, die γ-Globulinfraktion ist selten höher als 30%.
Akute Virushepatitis	0	0	30–60	Im Frühstadium der akuten Virushepatitis tritt ein Anstieg von IgM auf, nach 2 bis 4 Wochen sinkt er bei gleichzeitiger Vermehrung von IgG und evtl. IgA ab. Normalisierung nach 8 bis 12 Wochen. Kommt es zu einem stärkeren Anstieg von IgG und bleibt dieser länger bestehen, so ist das ein Zeichen, daß die akute Hepatitis einen chron. Verlauf einschlägt.
Chronisch persistierende Hepatitis	<50	0	<20	Bei der persistierenden Verlaufsform der chronischen Hepatitis, in der sich der Organismus noch mit dem Erreger auseinandersetzt, liegt neben dem IgG-Anstieg eine anhaltende Erhöhung von IgM vor.
Chronisch aggressive Hepatitis	50–100	<50	<50	Die aggressive Verlaufsform der chronischen Hepatitis zeigt neben einer stärkeren Ver-

Fortsetzung nächste Seite

Fortsetzung

Erkrankung	Mittlerer Anstieg in %			Beurteilung
	IgG	IgA	IgM	
				mehrung von IgG auch eine Erhöhung von IgA. Die Höhe des IgG- und IgA-Wertes kann mit dem Ausmaß der Mesenchymproliferation korrelieren.
Posthepatitische bzw. kryptogene Leberzirrhose	50–100	<50	0	Charakteristisch für diese Formen der Leberzirrhose ist die im Vergleich zu IgA und IgM relativ starke Erhöhung von IgG. IgM kann normal, leicht erhöht oder vermindert sein. Die γ-Globulinfraktion ist höher als 30%.

4.3.2 Verhalten der Immunglobuline bei Nierenerkrankungen

Erkrankung	IgA	IgA	IgM	Beurteilung
Pyelonephritis: akute Verlaufsform, chronische Verlaufsform	n ↑	n n, ↑	↑ n	Beim Übergang der akuten Pyelonephritis in die chronische Verlaufsform steigt IgG an. Eine zusätzliche Vermehrung von IgA deutet eine Progredienz der Erkrankung an.
Nephrotisches Syndrom	↓	↓	n	Beim nephrotischen Syndrom (z. B. idiopathisch, nephrot. Verlaufsform der Glomerulonephritis) ist IgG häufig auf Werte < 50 % des unteren Normalbereiches vermindert, IgA am unteren Normbereich oder ebenfalls vermindert. IgM kann erhöht sein, besonders bei der idiopathischen Verlaufsform.

4.3.3 Verhalten der Immunglobuline im Serum bei Plasmozytomen und der Makroglobulinämie Waldenström zum Zeitpunkt der klinischen Diagnose

Erkrankung	IgG	IgA	IgM	Beurteilung
Plasmozytom IgG	–	↓	↓	In der überwiegenden Anzahl der Fälle liegt eine Verminderung von IgA und IgM auf Werte vor, die niedriger liegen als die untere Normbereichsgrenze.
Plasmozytom IgA	↓	–	↓	Signifikante Verminderung von IgG und IgM. Dabei ist IgM meist stärker vermindert als IgG.

Fortsetzung nächste Seite

Fortsetzung

Erkrankung	IgG	IgA	IgM	Beurteilung
Makroglobulinämie Waldenström	n, ↓	↓	–	Immunglobuline sind nicht so häufig vermindert wie bei den Plasmozytomen. Isolierte Verminderung von IgG ist seltener als von IgA. In den Fällen, in denen IgG und IgA gemeinsam vermindert sind, ist IgA häufig stärker erniedrigt.
Bence-Jones-Plasmozytom	↓	↓	↓	Häufig signifikante Verminderung aller drei Immunglobuline gegenüber der Norm.

4.3.4 Verhalten der Immunglobuline im Serum bei verschiedenen Krankheiten

Erkrankung	IgG	IgA	IgM	Beurteilung
Akutes rheumatisches Fieber	n	n	↑	Primär Erhöhung von IgM. Bei erfolgreicher Therapie mit Abfall des Antistreptolysin- bzw. Antistaphylolysintiters tritt auch eine Normalisierung von IgM auf. Als Zeichen chronischer Progressionstendenz ist ein Anstieg von IgG und IgA zu werten.
Karditis beim akuten rheumatischen Fieber	↑	↑	n	Beim rheumatischen Fieber weist der mit einem Absinken des Komplements einhergehende Anstieg von IgG und IgA auf eine rheumatische Karditis hin.
Progrediente Verlaufsform der rheumatoiden Arthritis	↑	↑	n	Die progrediente Verlaufsform geht mit stärkerer Erhöhung von IgA und IgG einher. Die Zunahme beider Immunglobuline hängt von der Schwere des Verlaufes ab. Im nicht progredienten Stadium vorwiegend IgG-Erhöhung.
Lupus erythematodes disseminatus	↑	↑	n	Im akuten Schub zeigen Lupus erythematodes und rheumatoide Arthritis gleiches Verhalten der Immunglobuline. Andere Kollagenosen wie Panarteriitis nodosa, Sklerodermie, Dermatomyositis und Polymyositis zeigen kaum Immunglobulin-Veränderungen.
Chronische Bronchitis	n	↑	↑	Bei der chronischen Bronchitis sind IgA und IgM erhöht, bei Emphysembronchitis steigt zusätzlich noch IgG an.
Morbus Crohn	n	↑	↓	Patienten mit Morbus Crohn haben ein typisches Immunogramm. Es kann als diagnosti-

Fortsetzung nächste Seite

Fortsetzung

Erkrankung	IgG	IgA	IgM	Beurteilung
				sches Kriterium gegenüber der Colitis ulcerosa eingesetzt werden. Die Colitis ulcerosa zeigt außer einer leichten IgA-Verminderung keine charakteristische Immunglobulin-Konstellation.
Intrauterine Infektion, z.B.: Toxoplasmose, Lues	n	↑	↑	Im Serum von Neugeborenen oder im Nabelschnurblut gibt ein Anstieg von IgM > 0,2 g/l (> 23 IU/ml) und IgA > 0,05 g/l (> 3 IU/ml) den ersten Hinweis auf eine intrauterine Infektion. Bei Lues und Toxoplasmose kommt es regelmäßig zu erhöhten IgM- und IgA-Werten. Bei Röteln und Zytomegalie ist das Bild weniger einheitlich. Falsch positive Befunde bei Plazentaleck mit Blutung der Mutter in den fetalen Kreislauf. Ein IgA-Wert der höher ist als IgM läßt ein Plazentaleck vermuten.

Zeichenerklärung: n = innerhalb des Normalbereiches liegende Werte, ↑ = Anstieg über den oberen Normalbereich, ↓ = Abfall unter den unteren Normalbereich.

5. Gerinnung

5.1 Normwerte

Blutungszeit (nach Duke)	2–5 min
Subaquale Blutungszeit	1,5–5 min
Gerinnungszeit (Lee-White)	5–7 min
Thromboplastinzeit (Quick) unter Antikoagulation	70–120 % 10–22 %
Partielle Thromboplastinzeit (PTT)	30–55 sec
Rekalzifizierungszeit (nach Howell)	90–120 sec
Thrombinzeit	10–20 sec
Fibrinogen (nach Schulz) Faktor V Faktor VIII Faktor XIII	200–500 mg/dl 70–100 % 70–100 % 80–100 %

TEG (methodenabhängig)
   r (Reaktionszeit)
   k (Thrombusbildungszeit)
	
	 4–6 min
	 6 min

Antithrombin III enzymatisch (37° C) (25° C) Laser-Nephelometrie	20–29 U/ml 10–15 U/ml 17–39 mg/dl
Reptilasezeit	16–20 sec
Äthanoltest	nach 15 min neg.
Euglobulin-Lyse-Zeit	> 4 h

5.2 Veränderungen der Gerinnungsanalysen

5.2.1 Ursachen der Veränderungen
- Quick (Erniedrigung): < 70 %

   – Verminderung des Prothrombinkomplexes: Synthesestörung, Verbrauchsreaktion
   – Heparin: > 1 E/ml Plasma

- Fibrinolyse: > 50 µg Spaltprodukte/ml Plasma (Norm: bis ca. 3 µg/ml Plasma)
- Hypofibrinogenämie (< 50 mg%), Dysfibrinogenämie (Polymerisationsstörung)
- Paraproteinämie (Polymerisationsstörung), Plasmaersatzmittel

- PTT (Verlängerung): > 60 sec

  - Hämophilie, v. Willebrand-Jürgens-Syndrom (Faktorenaktivität unter 10–20 % der Norm)
  - Verminderung des Prothrombinkomplexes: Synthesestörung, Verbrauchsreaktion
  - Heparin: > 0,2–0,5 E/ml Plasma
  - Fibrinolyse: > 50 µg Spaltprodukte/ml Plasma
  - Hypofribinogenämie, Dysfibrinogenämie (Polymerisationsstörung)
  - Paraproteinämie (Polymerisationsstörung), Plasmaersatzmittel

- Thrombinzeit (Verlängerung): > 20 sec

  - Heparin: > 0,2–0,5 E/ml Plasma
  - Fibrinolyse: > 50 µg Spaltprodukte/ml Plasma
  - Hypofibrinogenämie, Dysfibrinogenämie
  - Paraproteinämie, Plasmaersatzmittel

- Reptilasezeit (Verlängerung): > 20 sec

  - Fibrinolyse: > 10–30 µg Spaltprodukte/ml Plasma
  - Keine Beeinflussung durch Heparin, sonst wie bei Thrombinzeit

- Äthanoltest (positiv)

  - Hyperkoagulabilität
  - Verbrauchsreaktion

5.2.2 Veränderungen unter Antikoagulantien- bzw. Fibrinolysetherapie

- Heparin
  - Verlängert: Thrombinzeit, PTT
  - Eventuell Quick mäßig erniedrigt
  - Thrombelastogramm verändert

- Kumarin
  - Erniedrigt: Quick
  - Verlängert: PTT bei hoher Kumarindosis
  - Thrombelastogramm verändert

- Fibrinolytika
  - Verlängert: Thrombinzeit, Reptilasezeit, PTT
  - Erniedrigt: Fibrinogen
  - Eventuell Quick mäßig erniedrigt

5.3 Schock und Gerinnung

5.3.1 Gerinnungsveränderungen im Schock

Differentialdiagnose verschiedener Gerinnungsveränderungen im Schock

Untersuchungs-parameter	Verdünnungs-koagulopathie	DIG	DIG mit sek. Fibrinolyse	Primäre Fibrinolyse
Thrombozytenzahl	vermindert	vermindert	normal bis vermindert	normal
Quick	erniedrigt	erniedrigt	erniedrigt	normal bis erniedrigt
PTT	verlängert	verlängert	verlängert	normal bis verlängert
Faktor I (Fibrinogen)	normal	vermindert	vermindert	vermindert
Faktor V	vermindert	vermindert	vermindert	variabel
Faktor VIII	vermindert	vermindert	vermindert	variabel
Euglobulin-Lyse-Zeit	normal	normal	verkürzt	stark verkürzt
Äthanoltest	negativ	positiv	positiv	negativ
Fibrin(ogen)spalt-produkte (FSP-FDP)	nicht vorhanden	nicht vorhanden	vorhanden	vorhanden (stark!)

Abhängigkeit der Gerinnungsstörung von der Schockphase

Schockphase	Bezeichnung	Gerinnungsstörung
I	initial	Hyperkoagulabilität
II	intermediär	Hyperkoagulabilität mit erhöhtem Verbrauch
III	progessiv	Hypokoagulabilität, sek. Hyperfibrinolyse
IV	irreversibel	Verbrauchskoagulopathie

Änderung der verschiedenen Gerinnungsparameter in den Schockphasen

Phase	I	II	III	IV
Partielle Thromboplastinzeit (PTT)	↓	↓	↑	↑↑
Thrombozyten	↓	↓	↓	↓↓
Thrombinzeit (TZ)	↓	↓	↑	↑↑
Fibrinogen	↑	↓	↓	↓↓
Einzelfaktoren	↑	↓	↓	↓↓
Äthanoltest	−	+	−	+
Reptilasezeit			↑	↑↑
Antithrombin-III-Aktivität	↓	↓	↓	↓↓

5.3.2 Therapie der Gerinnungsstörungen im Schock

Phase	Befund	ATIII	Therapie
I	Hyperkoagulabilität	80 bis 100 % <70 %	3000 I.E. Heparin i.v. als Bolus, dann 300 I.E./h AT-III-Substitution
II	Hyperkoagulabilität plus Verbrauch	60 bis 70 %	AT-III-Substitution
III	Hyperfibrinolyse	wechselnd	200000 E Aprotinin i.v. als Bolus, dann 100000 E/h evtl. Substitution AT-III, Fibrinogen
IV	Verbrauchskoagulopathie	20 bis 50 %	AT-III-Substitution, Faktorensubstitution evtl. Thrombozytenkonzentrat
	Erholungsphase (bis 10 Tage)		Heparin s.c. 5000 I.E./12h als Thromboseprophylaxe

Therapie im Stadium I (Hyperkoagulopathie)

Plasmaeiweiß		Antithrombin III	
>6 g/dl	Keine Substitution	>70 %	Keine Substitution von Antithrombin-III-Konzentrat. Heparin i.v.: 150 I.E./kgKG in 24 h nicht bei Blutung
<6 g/dl	ggf. Substitution von Human-Albumin 20 %		
Hämoglobin		<70 %	Substitution von Antithrombin-III-Konzentrat nach Restaktivität. Heparin i.v.: 150 I.E./kg KG in 24 h, nicht bei Blutung
>10 g/dl	Keine Transfusion		
<10 g/dl	ggf. Transfusion von Erythrozytenkonzentrat und Frischplasma abhängig vom Hb-Wert und klinischen Erfordernissen	$\leq$ 50 %	Substitution von Antithrombin-III-Konzentrat nach Restaktivität.
Flankierende Volumensubstitution und Ausgleich bestehender Entgleisungen des Säure-Basen- und Elektrolythaushaltes.			

Therapie im Stadium II der Verbrauchsreaktion

Plasmaeiweiß		Fibrinogen	
> 6 g/dl < 6 g/dl	Keine Substitution ggf. Substitution von Human-Albumin 20%	> 100 mg/dl ≦ 100 mg/dl	Keine Substitution Substitution mit Kryopräzipitat oder Fibrinogenkonzentrat jedoch nur bei bestehender Blutung, zusätzlich Frischplasma
Hämoglobin			
> 10 g/dl < 10 g/dl	Keine Transfusion ggf. Substitution von Erythrozytenkonzentrat und Frischplasma	Faktor XIII	
		> 50% ≦ 50%	Keine Substitution Substitution von Faktor-XIII-Konzentrat
Prothrombinkonzentrat		Antithrombin III	

Blutung:
  Quick > 30%
  Quick ≦ 30%
Keine Blutung:
  Quick > 10%
  Quick ≦ 10%
	Keine Substitution
	Substitution von Prothrombinkonzentrat[a]
	
	Keine Substitution
	Substitution von Prothrombinkonzentrat[a]
			Substitution von Antithrombin-III-Konzentrat nach Restaktivität.

[a] Eine Einheit Prothrombinkonzentrat/kgKG erhöht den Quick-Wert um 1%			

Therapie im Stadium III

Das Stadium III wird in der Regel wie das Stadium II therapiert. Ultima ratio ist in diesem Stadium der DIC die Hämofiltration und Rekompensation der entgleisten Gerinnung durch gezielte und gleichzeitige Gabe von Frischblut, Frischplasma und ggf. Einzelfaktoren.

Antithrombin-III-Dosierung in WHO-Einheiten in Abhängigkeit von Körpergewicht und Plasmarestaktivität

Restaktivität AT III			Körpergewicht in kg						
WHO U/ml	%	IU/ml	40	50	60	70	80	90	100
0,7	70	8,4	500	500	750	750	1000	1000	1250
0,6	60	7,2	500	750	1000	1000	1250	1500	1500
0,5	50	6,0	750	1000	1250	1500	1500	1750	2000
0,4	40	4,8	1000	1250	1500	1750	2000	2250	2500
0,3	30	3,6	1000	1500	1750	2000	2250	2500	3000
0,2	20	2,4	1250	1500	2000	2250	2500	3000	3250
0,1	10	1,2	1500	1750	2250	2500	3000	3250	3500

Substitution des Faktors XIII in Abhängigkeit von Körpergewicht und Faktor-XIII-Restaktivität

kgKG des Patienten	Faktor-XIII-Restaktivität in % der Norm					
	0	10	20	30	40	50
40	1750	1500	1250	1000	750	500
50	2000	1750	1500	1250	1000	750
60	2500	2250	2000	1750	1500	1250
70	2750	2500	2250	2000	1750	1500
80	3250	3000	2750	2500	2250	2000
90	3750	3500	3250	3000	2750	2500
100	4000	3750	3500	3250	3000	2750

6. Transfusion

6.1 Indikationen

Indikationen für die verschiedenen Erythrozytenpräparate

Warmblut (bis 12 h)	Massentransfusion ab 10. Einheit (wenn möglich); ungeklärte hämorrhagische Diathesen; zusätzlicher Ersatz von Plättchen und Gerinnungsfaktoren
Vollblut	kombinierter Ersatz von Volumen und Erythrozyten
Erythrozytenkonzentrat	Erythrozytenersatz, speziell bei Gefahr der Kreislaufüberlastung; Austauschtransfusion
Gewaschen	febrile Transfusionsreaktionen (antileukozytäre oder -thrombozytäre Antikörper), Vermeidung von Komplementlyse (paroxysm. nächtl. Hb-urie (PNH) und andere hämolytische Anämien)
Leukozytenfrei	Reaktionen bei antileukozytären AK; Vermeidung der Sensibilisierung gegen HLA-Antigene

Vor- und Nachteile des Vollblutes und des Erythrozytenkonzentrates

	Vollblut	Erythrozytenkonzentrat (Hämatokritwert 70 %)
Hämoglobinkonzentration	niedrig (11–12 g/100 ml)	hoch (20–22 g/100 ml)
Verdünnungseffekt	groß	gering
Volumeneffekt	gut	50–60 % von Vollblut
Thrombozyten, Gerinnungsfaktoren	nur in Frischblut; Konzentration ungenügend	–
Eiweiß	11–20 g/E	5–6 g/E
Risiken:		
Volumenüberlastung	groß	gering
Febrile Reaktionen	häufig	seltener
Na-Überlastung	+	geringer
Zitratüberlastung	+	geringer

6.2 Blutvolumenersatz

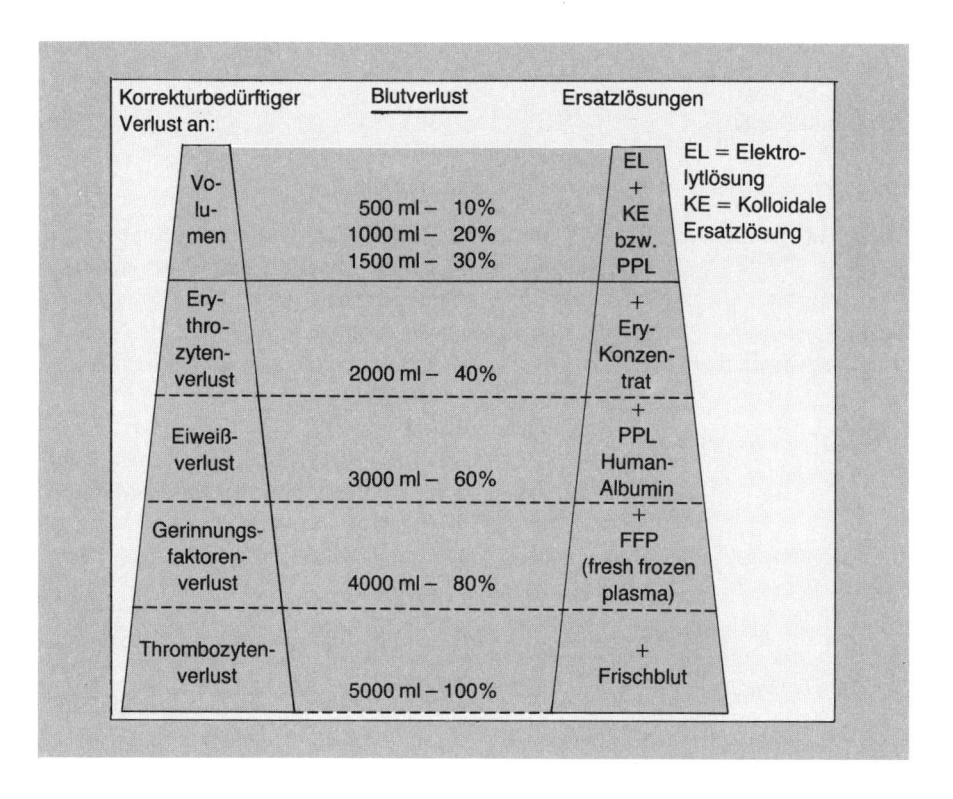

Korrekturbedürftiger Verlust an:	Blutverlust	Ersatzlösungen	
Volumen	500 ml – 10% 1000 ml – 20% 1500 ml – 30%	EL + KE bzw. PPL	EL = Elektrolytlösung KE = Kolloidale Ersatzlösung
Erythrozytenverlust	2000 ml – 40%	+ Ery-Konzentrat	
Eiweißverlust	3000 ml – 60%	+ PPL Human-Albumin	
Gerinnungsfaktorenverlust	4000 ml – 80%	+ FFP (fresh frozen plasma)	
Thrombozytenverlust	5000 ml – 100%	+ Frischblut	

Angabe des Blutverlustes in Relation zum Blutvolumen bei Kindern

		Blutvolumen, ml		
Alter	Gewicht, kg	10 %	20 %	100 %
Neugeborene	3	23–26	46–52	230–260
6 Wochen	4	33	66	332
3 Monate	4,5–5,5	39–48	75–96	392–479
6 Monate	7–7,5	60–65	120–130	602–645
1 Jahr	10,0	80	160	800
1,5 Jahre	11,4	91	180	912
2 Jahre	12,5	100	200	1000
3 Jahre	13–15	104–120	208–240	1040–1200
5 Jahre	18–20	140–160	280–320	1440–1600
10 Jahre	32	240	480	2400
14 Jahre	50	350	700	3550
Erwachsene	70	500	1000	5000

Blutvolumenersatz bei Kindern
- Albumin 5 % > akuter Blutverlust < 10–15 % des Blutvolumens
- Blut → akuter Blutverlust > 15 % des Blutvolumens oder Hb von 8–9 %

Literatur

1. Borchard U: Pharmakologie der Beta-Rezeptorenblocker (Aesopus, München 1983).
2. Cyran J, Bolte HD: Parenterale Kombinationstherapie mit Katecholaminen und Vasodilatantien. In: Bolte, Katecholamine und Vasodilatantien bei Herzinsuffizienz (Springer, Berlin 1981).
3. Dunnill RPH, Colvin MP, Crawley BE: Daten zur klinischen Notfallbehandlung und Reanimation (Fischer, Stuttgart 1983).
4. Falke K: Ein zeitgerechtes Konzept der Beatmung. Anaesth. Intensivmed. *25:* 386–392, 419–425 (1984).
5. Hansen J, Wendt M, Lawin P: Ein neues weaning Verfahren (Inspiratory Flow Assistance-IFA). Anaesthesist *33:* 428–432 (1984).
6. Kucher R, Steinbereithner K: Intensivstation, -pflege, -therapie (Thieme, Stuttgart 1972).
7. Lenz G, Klöss Th, Schorer R: Grundlagen und Anwendung der Kapnometrie. Anästh. Instensivmed. *26:*133 (1985).
8. Morr-Strathmann U, Tillmann W: Grundlagen des invasiven Kreislaufmonitoring. Dt. Abott GmbH, 1982 Wiesbaden.
9. Niemer M, Nemes C: Datenbuch, Intensivmedizin (Fischer, Stuttgart 1981).
10. Priebe HJ: Entwöhnung von der Beatmung. Anaesth. Intensivmed. *25:* 452 (1984).
11. Schuster H-P, Pop T, Weilemann LS: Checkliste Intensivmedizin (Thieme, Stuttgart 1983).
12. Seybold D, Gessler U: Beeinflussung der Nierenfunktion durch Vasodilatantien und Katecholamine. In: Bolte, Katecholamine und Vasodilatantien bei Herzinsuffizienz (Springer, Berlin 1981).
13. Tarazi C: Jedem Hypertoniker seine Therapie. Klinik Journal *12:* 25 (1984).
14. Thomas L: Labor und Diagnose, 2. Auflage (Med Verlagsgesellschaft Marburg, 1984).
15. Vinazzer H: Blutgerinnungsstörung bei Patienten mit Polytrauma. Gelbe Hefte *XXIV:* 137 (1984).
16. Wüst Th, Trobisch H: Stadien der Verbrauchskoagulopathie. Gelbe Hefte *XXIV:* 163 (1984).

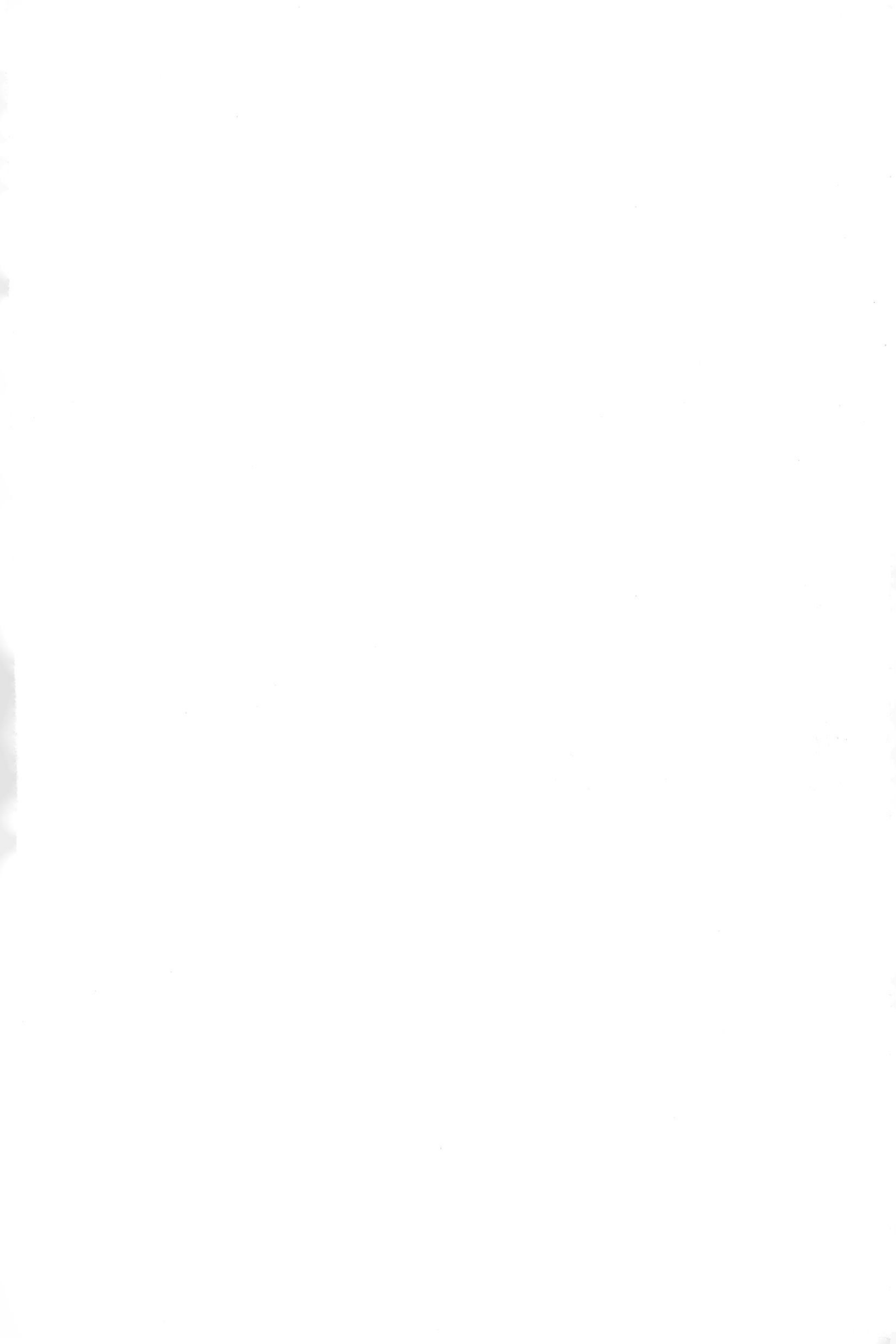